北京大学肾脏疾病研究所
肾脏病学系列

尿液有形成分分析的应用进展

Progress in The Application of Urine Formed Element Analysis

主　　编　李惊子　李晓玫
编者名单（按姓氏汉语拼音为序）

何　群　北京大学第一医院泌尿外科，北京大学泌尿外科研究所

刘　刚　北京大学第一医院肾内科，北京大学肾脏疾病研究所

李惊子　北京大学第一医院肾内科，北京大学肾脏疾病研究所

李晓玫　北京大学第一医院肾内科，北京大学肾脏疾病研究所

普程伟　北京大学第一医院检验科

谭　颖　北京大学第一医院肾内科，北京大学肾脏疾病研究所

王素霞　北京大学第一医院电镜室，北京大学肾脏疾病研究所

邢　莹　北京大学第一医院检验科

邹万忠　北京大学医学部病理学系，北京大学肾脏疾病研究所

北京大学医学出版社

NIAOYE YOUXINGCHENGFEN FENXI DE YINGYONG JINZHAN

图书在版编目（CIP）数据

尿液有形成分分析的应用进展 / 李惊子，李晓玫主编. —北京：北京大学医学出版社，2018.6

ISBN 978-7-5659-1793-6

Ⅰ.①尿… Ⅱ.①李… ②李… Ⅲ.①尿液检验 Ⅳ.①R446.12

中国版本图书馆CIP数据核字（2018）第095615号

尿液有形成分分析的应用进展

主　　编：李惊子　李晓玫

出版发行：北京大学医学出版社

地　　址：（100191）北京市海淀区学院路 38 号 北京大学医学部院内

电　　话：发行部　010-82802230；图书邮购　010-82802495

网　　址：http://www.pumpress.com.cn

E－mail：booksale@bjmu.edu.cn

印　　刷：北京强华印刷厂

经　　销：新华书店

责任编辑：董采萱　靳　奕　责任校对：金彤文　责任印制：李　啸

开　　本：889 mm ×1194 mm　1/16　印张：9.25　字数：246 千字

版　　次：2018 年 6 月第 1 版　　2018 年 6 月第 1 次印刷

书　　号：ISBN 978-7-5659-1793-6

定　　价：98.00 元

前　言

　　人们对肾疾病的认识经历了从经验积累、临床检验、临床病理学的漫长过程。随着肾活检技术在临床上的广泛开展及应用，肾病理检查已经成为肾疾病诊断的金标准。然而，肾活检作为一项专业技术要求较高的有创性检查，在一些医疗条件相对匮乏的地区或基层医院还难以开展；即使在有条件的医院，当患者病情不允许或难以接受的情况下也无法实施，若患者病情变化时也很难进行重复检查，因此根据肾病理来指导临床诊治受到一定限制。

　　尿常规检查是最常用的临床检验方法，由于其简便易行，具有无创、经济的特点，因而一直作为肾疾病诊治中不可替代的手段沿用至今。尿液有形成分（即尿沉渣）镜检是常规检查的重要组分，尽管自动化分析技术不断创新和完善，但其结果的最终确认仍有赖于人工显微镜下检测。数十年来，北京大学第一医院肾内科一直坚持对临床患者尿常规检查有形成分的序贯观察，持续探索尿液有形成分的临床意义及其与肾病理的关联性，积累了大量临床病例资料、珍贵的尿沉渣照片和病理图片，形成了对尿液有形成分的分析方法。长期的研究实践表明：若能将尿沉渣所见梳理、整合，再结合尿蛋白定量确定尿沉渣谱类型，则可在很大程度上预测肾疾病的病理变化，对照肾活检病理诊断，两者符合率可达80%左右。在本书中，我们将有代表性的图谱及相关知识献给各位同仁分享，期望通过大家的学习与参与研究使尿液有形成分的综合分析方法不断完善，使其能部分弥补肾活检病理诊断实施中的不足，这样则更加有助于肾疾病诊治的临床实践。

　　在本书完成之际，我们深深地怀念我们的老师——中国肾病学科的创始者和奠基人王叔咸教授、中国现代肾病学的带头人王海燕教授，他们对临床"三基三严"工作作风的倡导、对"基础研究必须与临床应用相结合"学术思想的推动，使得肾病研究所临床检验数十年的积累研究成书。同时，我们还要感谢北京大学第一医院肾内科的各级医师和技术人员，没有他们多年来的辛勤工作和积极支持，获得如此珍贵的资料是不可能的。我们向全体作者致以诚挚的谢意，感谢他们在百忙之中为本书出版做出的奉献。此外，电镜室的王介东、王书和老师为本书的电镜插图做了精心的挑选；肾脏病研究所的刘颖、屈磊、庞维、郑欣、张帆、孙萍萍、白麓峰等同志帮助收集标本付出了艰辛劳动；肾内科的谭颖医师在协助联系出版事宜中做了大量工作；邹万忠教授和刘刚教授协助审阅、修改了部分稿件，在此一并衷心致谢。

　　谨以此书献给国内肾病学、内科学和检验学界的同道们，敬请大家评论指正。

李惊子　李晓玫

2017 年 9 月于北京

目　　录

第一章 概　　述

第一节　尿液有形成分显微镜检简史

通过肉眼观察尿液外观以了解身体状况，在古埃及和巴比伦的文字中已有记载。两千多年前，著名的古希腊名医希波克拉底（Hippocrates，公元前460年—公元前377年）曾描述尿液标本中出现血液和脓液或表面出现泡沫与肾疾病和慢性病有关，指出了尿液外观和成分的变化对于疾病的诊断具有重要价值。

显微镜的诞生为尿液有形成分的检查提供了重要的工具。早在1603年，普罗旺斯天文学家和博学家De Peiresc（1580—1637）第一次使用显微镜观察尿液，描述尿液中的结晶像"一大堆长斜方形的砖块"，认为引起排尿刺激和疼痛的原因可能就是这些带有棱角的结晶。同一世纪后期，英国博学家Robert Hooke（1635—1703）利用三镜头显微镜放大50倍观察尿液结晶，在1665年出版的《显微图谱》一书中首次详细描述了结晶体的形态："通过显微镜观察，这些结晶体是一群小的物体，可为透明或不透明；可呈白色、黄色、红色、棕色或黑色；部分看起来如同板条，另一些则像镀有金属的石块……"1704年荷兰教师和临床医生Hermann Boerhaave（1668—1738）在显微镜下观察一个健康人的尿液，发现在正常尿液中也可以出现结晶。然而，在18世纪以前，显微镜的分辨率较差，图像模糊、色彩多样且重叠，限制了其在医学中的应用。

18世纪至19世纪是尿液有形成分检查获得重要进展的时期。首先，随着透镜制作技术的进步，显微镜分辨率得到有效提高并消除了色差，促进了尿液有形成分检查的发展。1837年法国肾脏学创始人Pierre Rayer（1793—1867）和他的学生Eugene Napoleon Vigla（1813—1872）将常规显微镜检查引入临床实践，他们分析了尿液中存在的晶体，并且首先发现了尿中的红细胞、白细胞、上皮细胞、脂肪和精子，认识到正常的尿液中不会含有过量的红细胞。1839—1841年Rayer出版了《肾脏疾病论》，强调了显微镜检查的重要性。1842—1844年，多名德国学者几乎同时描述了尿液中的管型。Jacob Henle（1809—1895）利用显微镜辨认出肾组织切片中的管型与尿液中发现的完全一样，并假设它们是由凝结的纤维蛋白组成。Johann Franz Simon（1807—1843）在书中描述管型为："由无定形的物质组成，就像凝结的白蛋白，它们来源于包围乳头管的上皮细胞。"英国著名医学显微镜学家Golding Bird于1844年出版的著作中将其解释为"布赖特氏病尿液沉淀的常见外观"。Bird的书是最早对尿液沉渣进行综合性描述的著作，被翻译成多个英国和美国版本，推进了尿液显微镜检查的普及，使其在全世界成为标准惯例。捷克的Vilem Dusan Lambl医生（1824—1895）发现了尿液中的肿瘤细胞，在1856年推出并介绍了他建立的尿液中肿瘤细胞的检查技术，因此被认为是尿液肿瘤细胞学检查的发明者。1869年Lionet·S·Beale提出不同类型的管型可出现在不同的肾疾病中，如上皮细胞管型和红细胞管型可见于急性肾炎，颗粒管型可见于慢性肾炎，脂肪管型可见于肾脂肪病变的肾病。1875年管型的分类标准渐趋于完善，管型在肾小管内形成的认识得到公认。这一时期重要的技术进步是手动离心机和染色剂的应用。前者使得人们可以制备浓缩的尿液沉渣，后者使得尿沉渣染色成为可能。1891年Romannowsky发明了多色的亚甲蓝染料染色法（methylene blue staining），Quensel在1918年首次使用这种染料对尿沉渣进行直接染色，并且通过这种染色技术识别出泌尿道的多种肿瘤细胞，开创了泌尿道脱落细胞学的检查法。此后，随着印刷技术的进步，19世纪后期在德国开始出现了一系列制作精美的图集，其中Hermann Rieder（1858—1932）出版了一本关于临床尿液显微镜检查的书籍，书中有36幅彩色图谱，确切地描述了每一种尿液有形成分以及主要泌尿道疾病的图像，是19世纪尿液研究的总结。在其著作中提到"在肾出血中，红细胞的大小和形状差异很大，有时很小并收缩，有时候是肿胀的，失去了它们的颜色……"，他也首次提出了尿液中红细胞形态的变化。

20世纪初，机械电子离心机的出现使得尿液标本制备更加方便，光学显微镜得到了进一步完善，尿沉渣的研究开始进入顶峰时期。美国的Thomas Addis（1881—1949）从1920年开始研究各种肾病患者的尿液，并将这些数据与患者的临床情况相联系，首次提出尿毒症患者可出现"肾衰竭管型"；提出了尿沉渣定量计数原则（即阿迪斯计数法，Addis count）；还提出了12小时或24小时细胞和管型排泄率定量计数的方法。1948年他总结其研究结果著书立说，成为当时为数不多的肾疾病专著之一。此外，当时尿沉渣检查在美国得到广泛应用还受到Richard W. Lippman（1916—1959）创作的彩色图谱的影响。Lippman曾是Addis的学生，他在工作中首次收集了大量尿沉渣的彩色图片，于1952年发表了专著，并于1977年再版。20世纪60年代起，这部著作在美国各地实验室和肾内科被广泛应用，促进了尿液有形成分检查在临床的应用。

20世纪中期起，伴随着各种特殊功能显微镜

的开发和投入使用，尿液检查的新认识和新方法不断进展。1950年塔姆（Tamm）和霍斯福尔（Horsfall）发现组成管型的基质主要是一种由肾小管髓袢升支分泌的特殊蛋白，遂将其命名为Tamm-Horsfall（T-H）蛋白。1960年开始有研究者应用免疫荧光标记抗体技术研究尿液管型中的基质蛋白结构，并对管型中颗粒的组成进行鉴别。相差显微镜于1930年由Frits Zernike（1888—1966）发明，1968年美国芝加哥的Brody和Robert Kark研究小组开始建立了尿沉渣的相差显微镜检查法。1970年透射式电子显微镜应用于鉴别肾淀粉样变患者尿液中出现的淀粉纤维。1977年电子扫描式显微镜首先应用于尿沉渣的研究，用来观察尿液中管型的表面结构。1980年F. K. Fairley和他领导的小组在尿沉渣红细胞形态检验上有重大发现，通过对红细胞形态的分析来鉴别肾小球源性和非肾小球源性血尿。

20世纪中后期，利用试纸带法检测尿液的方法问世，1956年，美国Bayer和Lilly两家公司发明了葡萄糖试纸带，到了20世纪70年代，半自动尿液分析仪问世，大大提高了检测速度并减少了误差。1980年起，随着计算机技术和数字图像技术的迅速发展，出现了自动化的尿液有形成分检查分析系统。1983年，美国Iris公司研制出世界第一台"Yellow Iris"尿沉渣检查工作站，尿液中各种有形成分经过处理后，再由全自动智能显微镜高速拍照，经电脑处理后在屏幕上显示并鉴别类型，这是世界上最早的尿液有形成分分析仪。之后该公司不断对仪器进行升级更新，在2002年推出了iQ-200系统，将流式细胞分析技术和粒子成像技术相结合，采用自动粒子识别分析系统，可识别多种有形成分并呈现在显示器上。1995年日本东亚电子有限公司推出UF系列尿液有形成分分析仪，采用流式细胞术、荧光染色技术和电阻抗技术相结合。尿液样本经两种染液染色后，在鞘液的包裹下以单个排列的形式通过流动比色池，利用每个细胞的荧光强度、散射光强度和电阻抗的大小得到尿液有形成分的种类及计数。目前，许多公司陆续推出了基于图像处理技术的尿液有形成分分析仪，可以与尿液干化学分析仪连成流

水线，明显提高了尿液分析的速度和效率。

在国内，尿液有形成分的显微镜检查可追溯到20世纪初。北京大学第一医院始建于1915年，其检验科在建立之初就开展了尿常规检查，当时只做尿蛋白和离心后沉渣镜检。20世纪中期在老一辈内科学专家王叔咸教授和王海燕教授的指导下成立了北京大学第一医院肾脏病学专科及肾脏病实验室，该实验室在国内率先开展与临床病理相结合的尿液有形成分显微镜检查，至今从无间断，该院检验科也一直坚持尿液的标准化操作，严格执行尿液沉渣的显微镜复检，使得这项检查对肾疾病的诊断发挥了重要作用。

虽然近年来各种自动化仪器的发展突飞猛进，但形态学检查仍然是尿液有形成分检查的金标准。1995年美国临床和实验室标准协会（NCCLS）发布了《尿液分析和尿液标本的收集、运输和储存》（GP16-A），对尿液分析，包括显微镜检查提供了规范操作的指南，目前已

经过多次改版。2016年，我国专家制定了《尿液和粪便有形成分自动化分析专家共识》，明确了"尿液有形成分形态学检查是尿液常规检验不可缺少的组成部分，尿液有形成分复杂且多变，规范的显微镜检查是尿液有形成分检测的金标准。当利用数字图像技术检测的结果为阳性时，需要对仪器拍摄的实景图像进行人工审核并确认；而利用非数字图像技术检测的结果为阳性时，必须用尿液有形成分检测的参考方法进行镜检。"值得注意的是，在利用数字图像技术检测尿液有形成分时，图像的清晰度和分辨率应与显微镜下形态基本一致，才能在屏幕上人工审核，否则还应该用显微镜进行人工镜检。尿液常规检查被肾科医生称为"无创的肾活检"，只有严格按照指南标准执行操作，才能保证其结果的可靠性，体现出重要的临床应用价值。

（邢莹 普程伟）

第二节 尿液的形成及主要成分

一、泌尿系统简介

泌尿系统是由肾、输尿管、膀胱及尿道组成，主要的功能是生成和排泄尿液，调节水、电解质及酸碱平衡，维持内环境的稳定，同时泌尿系统也具有分泌部分激素的功能，如肾素、促红细胞生成素、前列腺素等。

（一）肾的结构和功能

肾位于脊柱两侧，属于腹膜后位器官。左肾上极与第11胸椎体下缘齐平，下极与第2腰椎体下缘齐平。右肾上极与第12胸椎体上缘齐平，下极与第3腰椎体上缘齐平。肾的位置可以随呼吸和体位轻度改变。正常男性的肾重量约为150 g，女性约135 g，左肾较右肾略重。肾形似"蚕豆"，内缘中间呈凹陷状，称为肾门，是肾血管、淋巴管、神经和输尿管出入的部位。肾门向内由肾实质连续围成一较大的腔，称为肾窦。肾的表面自

内向外有三层被膜包绕，分别为纤维膜、脂肪囊和肾筋膜。

肾实质分为皮质和髓质两部分。皮质位于髓质表层，主要由肾小体和肾小管构成，富含血管。髓质位于皮质深部，主要由小管结构组成。肾髓质的管道结构向内集合组成锥形体称为肾锥体，肾锥体的基底尖端钝圆，朝向肾窦，称肾乳头。肾乳头顶端有许多小孔，称乳头孔，是尿液流入肾盏的通道。肾皮质包绕髓质，并伸入肾锥体之间，称为肾柱。肾窦内有7~8个呈漏斗状的肾小盏，2~3个肾小盏合成一个肾大盏，2~3个肾大盏集合形成前后扁平的漏斗状的肾盂。肾盂出肾门后，逐渐变细形成下行的输尿管（图1-2-1）。

肾的基本结构和功能单位是肾单位，位于皮质，由肾小体和肾小管构成。肾小体由肾小球和肾小囊组成。肾小体的中央部分是由毛细血管组成的肾小球，肾小球外面包绕着肾小囊。肾小体

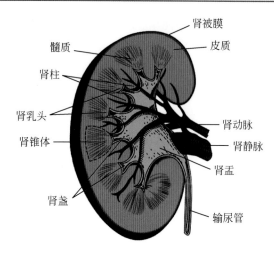

图1-2-1　肾的基本结构

有两个极，小动脉出入的区域称血管极，与肾小管相连的称为尿极。血液经入球小动脉进入肾小球内，然后通过出球小动脉循环出肾小球。肾小囊分为两层，两层之间有囊腔，与肾小管的管腔相通。肾小管分为三大节段，分别为近端小管、髓袢、远端小管。通过肾小球滤过的原尿进入肾小管后，几个肾单位的连接小管共同汇入一个集合管，若干集合管汇合成乳头管，尿液由此流入肾小盏。

（二）输尿管、膀胱和尿道的功能

1.输尿管　输尿管是一对细长的肌性管道，位于腹膜后位，上接肾盂，下连膀胱，长25～35 cm。输尿管可分为上、中、下三段，也可称为腹段、盆段、膀胱段（壁内段）。输尿管有3个生理性狭窄：第1个狭窄在输尿管起始处，即肾盂与输尿管的移行部位；第2个狭窄在越过髂血管处（相当于骨盆上口水平）；第3个狭窄在穿过膀胱壁处。输尿管的主要作用是将肾所排泄的尿液排入膀胱。

2.膀胱　膀胱为锥体形囊状肌性器官，位于骨盆内。膀胱为贮存尿液的器官。成人膀胱容量为300～500 ml，最大容量可达800 ml。膀胱底的内面有三角形区，称为膀胱三角，位于两输尿管口和尿道内口三者连线之间。在膀胱的下部，有尿道内口，膀胱三角的后方上侧的两个角是输尿管开口的地方。

3.尿道　尿道是从膀胱通到体外的一条管道，起自膀胱尿道内口，止于尿道外口。男性尿道是排尿和排精的共同通路，女性尿道是排尿的通路。

二、尿液的形成

尿液的形成是在肾单位和集合管中进行的，其基本过程包括两个相互联系的重要环节：一是肾小球的滤过，二是肾小管的重吸收和分泌。

1.肾小球的滤过功能　肾小球的滤过是指血液流经肾小球毛细血管时，血浆中的水和小分子通过滤过膜进入肾小囊腔形成原尿。肾小球的滤过膜由内到外是由毛细血管内皮细胞、基底膜、肾小囊脏层上皮细胞组成。这三层结构上都存在不同直径的微孔，这些微孔构成了滤过膜的机械屏障。除机械屏障外，在滤过膜各层结构上均有带负电荷的物质（主要为糖蛋白），构成了滤过膜电荷屏障，可阻止带负电的蛋白质通过。一般以分子量70 kd作为肾小球滤过的界限，滤过膜的总面积约为1.5 m^2。

肾小球有效滤过压是肾小球滤过的动力，是由肾小球毛细血管静水压、肾小球毛细血管胶体渗透压、肾小囊内静水压及超滤系数共同决定的。肾小球毛细血管静水压受肾血流量的自身调节，当血压在80～180 mmHg范围内变动时可保持稳定，肾小球滤过率基本不变。当超出这一自身调节范围，肾小球毛细血管血压、有效滤过压和肾小球滤过率就会相应变化。肾小球毛细血管胶体渗透压一般不会发生大幅度波动。在血浆蛋白质浓度降低时，胶体渗透压下降，导致有效滤过压和肾小球滤过率增加。肾小囊内静水压一般比较稳定。当尿路梗阻时，导致肾小管液或终尿无法排除，可引起逆行性压力升高，肾小囊内静水压升高，从而降低有效滤过压和肾小球滤过率。超滤系数是指在单位有效滤过压的驱动下，单位时间内经过滤过膜的滤液量。肾小球的滤过率是指每分钟两肾生成的原尿量。能够影响滤过膜通透系数和滤过面积的因素都能影响肾小球滤过率。一个体重为70 kg的成年人，其肾小球滤过率约为120 ml/min，也就是其形成的原尿量约为180 L。

2. 肾小管的重吸收和分泌功能　原尿流经肾小管和集合管时，其中的水和各种溶质将全部或部分地被肾小管和集合管上皮细胞重吸收回血液，剩余部分水及溶质作为尿液排出体外。原尿中水分的99%由肾小管重吸收，其中约80%在近曲小管与钠一起等渗重吸收，其余的水分由肾小管其余部分及集合管根据体内需要呈高渗性重吸收，原尿中的糖、氨基酸、维生素、微量蛋白等在近曲小管重吸收。原尿中的钾和70%~80%的钠由近曲小管和髓袢重吸收，其余的钠主要在远曲小管重吸收。其他电解质如钙、镁、氯、碳酸盐、无机磷等也大部分在肾小管重吸收。

远曲小管也具有排泄功能，可排泄氢离子，产生并排泄氨、钾离子；此外，肌酐、尿酸、有机酸及一些药物、毒物亦由肾小管排出至尿液。

尿液生成的主要通过以下3种机制来完成，即球-管平衡的调节、肾小球血流量重新分配的调节、神经体液的调节。

三、尿液的主要成分

尿中含水量为95%~97%，固体物质只占3%~5%，后者又可分为有机物和无机盐两大类（表1-2-1）。

表1-2-1　正常尿液中各种成分及参考值

项目	正常值范围	单位
无机盐		
钠	130~260	mmol/24h
钾	25~125	mmol/24h
氯	110~250	mmol/24h
钙	2.5~7.5	mmol/24h
磷	9.7~42	mmol/24h
镁	0.98~10.49	mmol/24h
锌	2.3~18.4	μmol/24h
草酸盐	91~456	μmol/24h

续表

项目	正常值范围	单位
硫酸盐	77.5	mmol/24h
亚硝酸盐	阴性	
有机成分		
尿素	15~30	g/24h
肌酐	1~1.5	g/24h
总氮	10~15	g/24h
氨	0.3~1.2	g/24h
尿素	10~30	g/24h
尿糖	30~300	mg/24h
氨基酸	0.2~0.7	g/24h
马尿酸	0.2~0.6	g/24h
丙酮	10~20	mg/24h
尿胆原	0.5~2.0	mg/24h
蛋白质	30~150	mg/24h
葡萄糖	30~300	mg/24h
α_1-微球蛋白	<5	mg/24h
β_2-微球蛋白	<0.05	mg/24h
维生素B_1	108~390	μg/24h
维生素B_2	819~1250	μg/24h
维生素B_3	<1.0	μg/24h
叶酸	3.8~238	μg/24h
维生素C	15~50	mg/24h
维生素A、D、E、K	微量或阴性	
转铁蛋白	0~2	mg/L
NAG酶	0~21	U/L
免疫球蛋白	<8.00	mg/L

1.无机成分 无机成分主要是氯化钠,其余为硫酸盐、磷酸盐、草酸盐和钾、氨等盐类。尿中的Cl^-和Na^+的排泄与摄入量有关,摄入减少,则排泄减少,摄入增多,则排泄增多,如体内缺乏则不排泄。硫酸盐来自蛋白质代谢,磷酸盐主要来自蛋白质和磷脂的代谢,草酸盐主要来自绿叶蔬菜的代谢。K^+的排泄与之不同,即使体内钾缺乏,仍可排钾。尿中绝大部分的氨来源于肾内代谢过程,只有小部分来自血液。尿中的亚硝酸盐提示存在肠杆菌科细菌,这类细菌会将尿中的硝酸盐转化为亚硝酸盐。

2.有机成分 尿液中的有机成分主要是尿素,其余为肌酐、马尿酸、尿色素、尿酸等。尿素是蛋白质的代谢产物。肌酐是肌酸的代谢产物。马尿酸是由苯甲酸和甘氨酸在肝内合成,是机体对苯甲酸的一种代谢方式。尿酸是嘌呤类化合物的代谢终产物。氨基酸是蛋白质代谢的产物。尿胆原是胆红素代谢的产物。

3.有形成分 尿液中的有形成分主要包括各种细胞、管型、结晶、细菌、寄生虫及异物等。具体内容详见第二章。

第三节 尿液标本的采集和制备方法

一、尿液标本的采集

尿液标本的采集是尿液检验的基础。为了保证尿液检验的可靠性,需对以下几个环节做规范处置。

(一)做好准备工作

1.患者的准备 医护人员应指导患者如何正确留取所需的尿液标本:女性需要用肥皂水清洗外阴部,再用清水冲洗,留取中段尿液;男性应翻转包皮,用肥皂水清洗尿道口,然后用清水清洗,留取中段尿液。避免阴道分泌物、包皮垢、粪便等物质的污染。提醒患者在留尿前尽量避免进食或服用影响尿液检查(尿检)的食品或药品,如甜菜、维生素C、利福平等。女性患者应避开月经期。

中段尿是指采集时应先排尿1 s左右,弃去前段尿,然后将清洁、干燥容器置于尿流中取尿液到达试管刻度后退出,加盖送检。如果用于细菌培养,需无菌操作;若留取中段尿困难,必要时可采用耻骨上膀胱穿刺留尿。对长期留置尿管患者,应在更换新尿袋或尿管后再留取标本。

2.容器的准备

(1)采用一次性、清洁、干燥、方便、加盖的容器。

(2)容器不含有与尿液发生反应的物质。

(3)如做细菌培养,应采用无菌瓶。

(4)容器需要有足够的容积,一般30～50 ml,能够适用于不同检验所需的尿液标本量。

(5)应有标签可标记患者的基本信息、收集时间及检测项目。

(6)容器应方便运输,便于保存。

(二)尿液标本采集与保存

1.采集的时间

(1)晨尿:收集清晨起床后的第一次尿标本,该尿液浓缩、偏酸性,细胞、管型等有形成分相对完好而集中。适用于尿常规、尿液小分子蛋白检测、尿免疫固定电泳、尿有形成分分析、尿酸化功能测定、尿人绒毛膜促性腺激素(hCG)等检测。

(2)随机尿:收集任何时间段的尿液。本法留取尿液方便,但易受饮食、药物、运动等因素影响,可能会造成浓度偏低的物质及有形成分的漏检,也可能出现饮食性尿糖阳性,造成结果假阴性或假阳性。适用于门、急诊检查,如尿潜血、尿酮体、尿淀粉酶检测。

(3)餐后尿:通常收集患者午餐后2小时的尿液。因进餐后胃肠道负载加重,降低了尿糖、尿蛋白的阈值。进餐后肝分泌活动增强,促进胆色素的肝肠循环，餐后机体出现碱潮状态，有利于尿胆原的排除。因此，本方法适用于尿糖、尿胆原、尿蛋白等的检测。

（4）12小时尿：患者正常进食，晚上8点排空膀胱内的尿液，收集之后12小时内所有尿液标本。适用于如微量白蛋白排泄率测定等。

（5）24小时尿：早上8点排空膀胱，此后将排出的所有尿液留存于同一个合格的容器中，直至次晨8点最后一次排出的尿液。然后测量、记录24 h总尿量，混匀后取适量尿标本送检。适用于尿蛋白、电解质、尿酸、尿儿茶酚胺类激素、肌酐等定量检测。

2. 尿标本的保存　尿标本采集后应及时送检，避免发生污染、蛋白质变性、有形成分溶解等现象。尿标本也需避免强光直射，防止尿胆原等物质分解或氧化。尿有形成分分析要求在1小时内送检，如不能及时送检，可采用下列方法保存。

（1）冷藏：尿液可放置在4℃冰箱中，冷藏可防止一般细菌生长及维持比较恒定的弱酸性；但可能会造成磷酸盐与尿酸盐的析出或沉淀，影响有形成分的分析。

（2）加入化学防腐剂：大多数防腐剂的作用是抑制细菌生长和维持酸性，常用的防腐剂包括甲醛、甲苯、麝香草酚、浓盐酸、戊二醛、商品化固定液Esposti。其中麝香草酚可以较好地保持尿中有形成分形态，并可抑制细菌生长，适用于尿液化学成分检查和有形成分检查标本的防腐处理。

二、尿液标本的制备方法

尿标本的制备可分为离心和非离心；检查又可分为染色或直接镜检，半定量或定量检查。通常多采用离心非定量镜检法，尤其是在相位差显微镜外加上偏振光显微镜的应用，基本上可满足尿有形成分镜检的需求。必要时可做染色、定量计数等处理。

离心非定量镜检法操作如下。

（一）标本采集

收集早晨中段尿30～50 ml，1小时内送检为佳。

（二）制作尿沉渣片方法

1. 将新鲜尿液混匀，取10 ml倒入带有乳头的特制尿沉渣检查离心管或普通试管，以相对 离心力（400 g/min）离心5 min。

2. 取出离心管，若用带乳头试管，可迅速倒掉上清液，乳头部存留的沉渣量为0.2 ml。采用普通试管可用吸管吸取或倾斜离心管弃去上清液，管底留0.2 ml。

3. 轻轻混匀尿沉渣，取20 μl滴在载玻片上，用18 mm×18 mm盖玻片覆盖尿沉渣，注意不要有气泡，以免影响检测视野。

（三）观察和报告方法

用低倍镜（10×10，LPF）观察有形成分，至少观察20个视野，并做管型计数。用高倍镜（10×40，HPF）仔细观察细胞、管型、结晶等有形成分，并计数，至少观察10个高倍镜视野。报告方式：细胞成分采用高倍镜视野所见的最低和最高数字表示，如WBC 5～10/HPF；管型采用低倍镜视野所见的最低和最高数字表示，如透明管型0～1/LPF。也有主张采用均值表示。

（四）注意事项

1. 应采用水平式离心机，离心时机内温度最好<25℃，离心机相对离心力应在400 g左右。离心机转速与相对离心力的换算公式为：$g=11.18×(rpm/1\ 000)^2×R$。rpm为每分钟转速，R为离心机半径（从离心机轴中央到离心管底部的距离），g为相对离心力。

2. 肉眼血尿、明显浑浊尿、尿量不足10 ml的标本均不适宜使用离心镜检法。肉眼血尿可直接镜检，尿酸盐结晶可加热后再镜检，磷酸盐结晶可加酸去除结晶后再做离心镜检。

第四节　尿液有形成分的检测方法

尿液有形成分的染色方法可分为活体染色、固定染色、特殊染色和免疫荧光染色法。活体染色是指新鲜尿液标本按常规要求离心处理后，弃上清液，取沉渣直接与染液混合后涂片镜检。固定染色法应用离心后的尿沉渣制备涂片后染色。制备涂片的方法有摊涂法、推片法及细胞离心涂片等。染色后尿液有形成分形态和结构可更清楚、易于辨认，同时可延长标本保存时间，有利于教学使用。临床实验室有以下几种常用染色方法。

一、活体染色法

（一）Sternhelmer-Malbin 染色法（S-M染色法）

1.染液配制

A液：结晶紫 3.0g，草酸铵 0.8g，溶于95%乙醇20.0 ml，加蒸馏水80.0 ml。

B 液：沙黄O 0.25 g，溶于95%乙醇 10.0 ml，加蒸馏水 100.0 ml

A液和B液按 3：97 比例混合过滤，贮存于棕色瓶内冷藏保存（室温下可保存3 个月）。出现沉淀不宜使用。目前已有商品化染色液供应。

2．操作方法　新鲜尿液标本按常规要求离心处理后，弃上清液。取2滴沉渣，滴加0.5滴染色液混合（尿沉渣与S-M液比例以4：1或5：1为佳），室温放置3 min（10 min内观察效果最佳）。吸取1滴置于载玻片，覆盖盖玻片，镜检。

3.结果判定

（1）中性粒细胞：核紫红色、胞质紫色。染色过程中由于细胞受色深浅不同可将白细胞分为三类。① 浓染细胞，胞质内颗粒无运动性，多为老化死亡细胞；②淡染细胞，低比重尿时胞质中可见微细灰白色颗粒，有运动性，多为活细胞；③闪光细胞，是一种在炎症感染过程中发生

脂肪变性的多形核白细胞，其胞质中充满了能做布朗运动的"闪光"颗粒，故称闪光细胞。这种细胞常见于急性肾炎或慢性肾盂肾炎急性发作的患者尿中，故可作为肾盂肾炎的一种辅助诊断依据。

（2）上皮细胞：核紫色-深紫色、胞质淡红色-淡紫色。

（3）其他成分可根据形态区分，如红细胞体积较小、无核，脂肪滴不着色，滴虫有鞭毛等。

S-M染色法染料便宜、方法简易，是目前应用最广的方法。

二、固定染色法

（一）瑞氏、吉氏、瑞吉复合染色法

1.染液为商品化染液。

2.操作方法　新鲜尿液标本按常规要求离心处理后，弃上清液。取少许尿沉渣滴于载玻片上，根据有形成分多寡，采用涂抹、推片或拉片法制成厚薄适宜的沉渣片。干燥后于沉渣表面滴加所选染料2～3滴覆盖标本区，1 min后滴加等量缓冲液并混匀，染色10～15 min（可在显微镜下观察细胞着染程度），清水冲洗干净、晾干、封片待检。

3.结果判定

（1）白细胞：可区分中性粒细胞、淋巴细胞、单核细胞、嗜酸性粒细胞，细胞的染色特点与血片染色相似，可参考有关书籍。

（2）上皮细胞：核紫色、核仁深紫色、胞质蓝灰色至蓝紫色。

（3）细胞管型：可区分红细胞和有核细胞管型。

本染色法操作简便快捷，有形成分容易保存，但辨认嗜酸性粒细胞不如Hansel染色法，辨认鳞状上皮癌细胞不如巴氏染色法。

（二）巴氏（Papanicolaou）染色法

1.染液配制

（1）苏木素（Harris hemaloxylin）染液：取硫酸铝8.8 g，碘酸钠0.1 g，苏木素色精1.18 g，加入蒸馏水200 ml中。将125 ml乙二醇加入上述混合液中，用100 ml蒸馏水刷洗乙二醇的量筒后加入混合液中；再加入冰醋酸10 ml，然后用蒸馏水40 ml刷洗冰醋酸量筒后倒入混合液中。

（2）橘黄G染液：取橘黄2.5 g，先溶于蒸馏水20 ml中（加热搅拌充分溶解），再加无水乙醇475 ml，将磷钨酸0.1 g加入5 ml蒸馏水溶解，充分溶解后加入上述溶液，贮于棕色瓶中，用时过滤。

（3）EA50染液

伊红原液：水溶性伊红20 g溶于100 ml蒸馏水中。

亮绿原液：水溶性亮绿5 g溶于100 ml蒸馏水中。

EA50染液：取伊红原液10 ml、亮绿原液5 ml、甲醇125 ml、95%酒精350 ml、磷钨酸1 g、冰醋酸10 ml混合。

2.操作方法

（1）固定：将干燥的尿沉渣涂片置于乙醚和95%乙醇等量混合液中15～30 min。

（2）水化：将尿沉渣涂片依次置于80%、70%、50%乙醇内，各0.5 min，然后用蒸馏水冲洗干净。

（3）染色：用苏木精染液染色1～2 min，然后用蒸馏水洗净；置于5%盐酸液浸泡5～6次，洗去多余的苏木精液，至涂片转为淡红，即刻用蒸馏水洗净；置于饱和磷酸锂水溶液中浸泡1 min，再用蒸馏水洗净。

（4）脱水：将涂片依次置于50%、70%、80%乙醇内各0.5 min，然后置于95%乙醇中至少2 min。

（5）复染：将涂片置于橘黄G染液中20～30 s。后用95%乙醇迅速洗涤2～3次，去除多余的橘黄。再将涂片置于EA50染液中30 s至1 min，用95%乙醇迅速洗涤2～3次，去除多余的EA50。

（6）脱水：将涂片置于无水乙醇内5～10 min。

（7）透明：置于二甲苯中透明5～10 min。

3.结果判定

（1）白细胞：核蓝紫色、胞质淡蓝或淡绿色。

（2）上皮细胞：核紫色、核仁红色，胞质淡蓝或淡绿色、若胞质角化可呈粉红色或橙黄色。

（3）红细胞：鲜红色或橙红色。

巴氏染色法是一种经典的细胞染色法，细胞形态和结构较清晰，多用于病理学细胞染色，对尿路中的癌细胞有较好鉴别价值；但该方法的试剂配制（商品化染液）、操作步骤等较复杂，一般不用于尿沉渣染色。

三、特殊染色法

（一）苏丹Ⅲ染色法

1.染液配制　取苏丹Ⅲ粉末1～2 g加入70%乙醇，振荡后密封，置温箱（60℃）12 h，期间需多次振荡、配成饱和溶液，使用前过滤。如出现沉淀需过滤后使用。

2.操作方法　尿液标本离心后弃上清液，于尿沉渣中加染液2～3滴混合，15～30 min后镜检。

3.结果判定

（1）脂肪滴和卵圆脂肪小体：红色至橙红色。

（2）脂肪管型：红色至橙红色。

该染色方法主要用来染色脂类中的中性脂肪，但也能将混入尿液中的橄榄油、甲苯染成红色。若实验室备有偏振光显微镜，通常不需再染色。

（二）油红O染色法

1.染液配制　油红O 1 g溶于异丙醇100 ml中，配成油红O饱和溶液，使用时以油红O饱和溶液1份加蒸馏水2份，过滤后使用。

2.操作方法　尿沉渣涂片用甲醛钙固定10 min，蒸馏水洗后用60%异丙醇浸洗，再浸于油红O染液中10 min（染液可回收再利用），后用60%异丙醇分色至背景无色，蒸馏水洗。Mayer苏木精复染，自来水洗（蓝化）1～3min，后用蒸馏水洗，再用甘油明胶封片。

3.结果判定 细胞核呈蓝色，脂类呈橘红色。该方法用于脂类染色。

（三）碘染色法

1.染液配制 将碘化钾2 g溶于5～10 ml蒸馏水中，再加入碘1g后振荡使其溶解，后加蒸馏水至100 ml。置于褐色试剂瓶中，室温保存备用。

2.操作方法 于尿沉渣中滴加碘试剂1～2滴，15 min后取标本1滴置于载玻片上观察。

3.结果判定 淀粉颗粒染成紫黑色，高倍镜下可见同心圆形放射状纹；标本干燥后用碘-淀粉复合物解体，呈棕红色。

碘染色法主要用于鉴定淀粉颗粒或含淀粉成分的不明物质。淀粉颗粒为无色、类圆形或多边形碎石样，偏振光显微镜下也可见马耳他十字结构，但十字四边的结构不对称，而脂肪滴的马耳他十字四边的结构对称。淀粉颗粒多来自污染，无病理意义。

（四）普鲁士蓝染色法

1.染液配制 2%亚铁氰化钾水溶液（用时配制），3%盐酸溶液。

2.操作方法 在尿沉渣中加入新鲜配制的2%亚铁氰化钾溶液和3%盐酸溶液各2 ml，充分混匀，室温静置10 min。离心沉淀，取沉淀物涂片，加盖玻片后用高倍镜检查（必要时用油镜）。

3.结果判定 含铁血黄素颗粒染成蓝色闪光颗粒（直径1～3 μm），分散或成堆出现，如见于细胞内则更可信，有时也见于管型内。

本染色法用于辅助诊断慢性血管内溶血性疾病。

（五）过氧化物酶染色法

1.染液配制 含碘化钾磷酸盐缓冲液（pH5.8）：将碘化钾100 mg加入0.067 mol/L的磷酸盐缓冲液100 ml中，充分溶解后备用。同时准备瑞氏染色液（商品化染液）。

2.操作方法 于风干尿沉渣涂片上滴加瑞氏染色液覆盖涂片区，约10 s后再滴加等量含碘化钾磷酸盐缓冲液，轻摇玻片使两种染液混合均匀，2～3 min后水洗干净，后立即吸干多余水分，镜检。

3.结果判定 本方法主要用于鉴别过氧化物酶阳性的粒细胞，胞质内呈现蓝绿至棕黑色颗粒，淋巴细胞、上皮细胞阴性。颗粒管型的阳性或阴性颗粒可能分别来自白细胞和上皮细胞。

四、免疫荧光染色法

这是一种以荧光素标记的抗体/抗原（很少用）进行染色，在荧光显微镜下进行观察，分辨相关抗原/抗体的分布部位、显色图像（颗粒、片状、线样）、荧光强度的方法，可以更精准地辨认细胞、管型的组成成分。用于标记的荧光素有异硫氰和罗丹明，在荧光显微镜下前者发绿色荧光，后者发红色荧光。如用不同的荧光素标记，可在同一沉渣涂片中观察不同的抗原或抗体。直接荧光只标记第一抗体，间接荧光则标记第一抗体和第二抗体。

（一）免疫荧光染色法（检测尿足细胞为例）

1.操作方法

（1）尿标本采集和制片：留取新鲜晨尿100 ml。离心（1 800 r/min）5 min，弃上清液，留沉渣200 μl混匀。取20 μl沉渣在显微镜下观察有形成分种类、数量，凡有单个核细胞者，再将标本有形成分调至适度（有形成分不重叠）。然后置于细胞离心机50微升/孔，离心（900 r/min）4 min，室温晾干后用丙酮4℃固定，室温晾干后备用。

（2）免疫荧光染色：取上述备用标本用磷酸盐缓冲剂（PBS）湿润，用聚乙二醇辛基苯基醚（Triton X-100）浸泡5 min，后用PBS漂洗，10%脱脂奶粉封闭30 min。然后滴加小鼠抗人足细胞标记蛋白-Podocalyxin（PCX）1：20稀释，在4℃的温度下过夜。将标本室温下复温，PBS漂洗（5 min×3次），滴加山羊抗小鼠抗体[异硫氰酸荧光素（FITC）标记，1：75稀释]，室温避光孵育30

min；第二抗体孵育将结束时不用PBS漂洗，直接加碘化丙啶（PI）0.25 g/ml于标本上，室温下避光孵育5 min，用PBS漂洗，滴加荧光封片剂封片。每次实验应设阴性对照（用PBS代替第一抗体）。

（3）观察方法：荧光显微镜（绿色荧光波长580 nm、蓝色荧光波长510 nm）。低倍镜观察全片，高倍镜下确认足细胞。若需定量计数，应于全片不同部位（左上、左下、右上、右下和中间）至少20个视野，记录完整足细胞数并摄像、计算机储存。

（4）结果判定：荧光显微镜下足细胞呈圆形，大小不一致，胞体呈绿色荧光。细胞核圆形、较大，位于细胞正中或偏一侧，PI染色呈红色。

正常尿沉渣中不存在足细胞，若足细胞脱落随尿液排出，表明肾小球损伤，研究发现尿足细胞阳性与糖尿病、先兆子痫、狼疮肾炎、局灶性节段性肾小球硬化等多种肾损伤密切相关，检测尿足细胞可作为评估肾损伤的指标。

（二）免疫酶细胞化学染色

取已制备的标本用PBS湿润，Triton X-100浸泡5 min，PBS漂洗，再用3%H$_2$O$_2$甲醛室温封闭30min，后用PBS漂洗，10%脱脂奶粉室温封闭30min，滴加第一抗体（适当稀释），4℃孵育过夜；取标本在室温下复温，PBS漂洗（5 min × 3次），滴加第二抗体（生物素标记），室温孵育30 min，PBS漂洗（5 min × 3次），滴加第三抗体（辣根过氧化物酶标记链霉卵白素）室温孵育30min，PBS漂洗后，显微镜下二氨基联苯胺（DAB）显色，苏木素复染细胞核。中性树脂封

片，镜下观察。

常用尿细胞免疫染色抗体见表1-4-1。

表1-4-1　尿细胞免疫染色抗体

抗体种类	识别细胞
CD3	T淋巴细胞
CD20	B淋巴细胞
CD68	单核细胞/巨噬细胞
CD38，CD138	浆细胞
Podocalyxin	足细胞

五、尿液有形成分其他检测方法

虽然采用扫描电镜、透射电镜细胞学检查，可了解细胞的微细变化，但操作复杂、费用昂贵，目前仅限于科研。若临床需要，也可进行相关检测。

1. 扫描电镜红细胞样本制备　采集清晨新鲜中段尿10 ml，离心（2 000 r/min）10 min，弃去上清液9.5 ml，加入2.5%戊二醛1 ml，固定1 h后送电镜室。

上述标本再经不同浓度乙醇脱水处理，取沉渣涂片，经干燥及真空喷金镀膜后在Jeol—eol片扫描电镜下观察尿红细胞形态变化。

2. Decoy细胞（诱饵细胞）样本制备　采集新鲜晨尿200 ml，离心（1 800 r/min）10 min，弃去上清液，留取沉渣，立即置入戊二醛溶液中（溶液体积为沉渣的10倍）固定，4℃冰箱避光保存，送电镜室。

（谭颖）

第五节　尿液有形成分的数字成像分析

尿液常规分析一般包括尿液干化学检查和尿沉渣镜检，由于干化学容易受众多因素影响，所以尿沉渣的显微镜镜检一直被公认为是尿液有形成分检查的"金标准"。但传统的人工操作较为繁琐复杂，导致标本流转时间（TAT）较长，且不容易控制质量，手工操作的精度也较低。二十

年前出现了自动化尿有形成分分析仪，利用流式细胞技术对尿液有形成分（如细胞、管型等）进行定量计数，但结果容易受到结晶、细菌等干扰而影响准确性，并且无法区分病理管型、结晶和其他特殊形态，故阳性标本仍然需要人工镜检。随着计算机数字图像技术的迅速发展，具备自动

拍摄功能的尿液有形成分分析仪逐渐进入实验室并应用于临床。这种仪器可与尿液干化学分析仪连成流水线，不但可对尿液有形成分进行定量计数，还可自动拍摄有形成分图片，便于人工复核，大大提高了尿液分析的效率。

1983年美国IRIS公司最早研发了尿沉渣检查工作站，经过多年的升级更新后于2002年推出iQ200尿液有形成分分析仪，并通过美国食品药品管理局（FDA）的认证。之后多个厂家陆续开发了相似功能的仪器，如匈牙利倍肯公司的郎迈UriSed尿有形成分分析仪、罗氏公司的Cobas u701尿液分析系统、我国爱威公司的AVE-76系列尿有形成分分析仪等。

目前，在国内实验室投入使用的具有自动拍摄功能的尿液有形成分分析仪根据其对尿液标本的处理方式主要分为两种，其类型及原理分别如下所述。

1.尿液标本不需进行离心处理（图1-5-1） 新鲜尿液样本被鞘液包裹进入流式细胞池，鞘液可使细胞或其他有形成分相对独立地分布在一个平面空间内，避免发生重叠。显微镜后的数字相机对其拍摄，闪光灯为图像拍摄提供光源支持，平行光管具有隔热和聚焦的作用，显微镜物镜可将被拍摄的尿液中有形成分颗粒放大。仪器把鞘液层压中的标本输送至与电荷耦合器件（CCD）相机连接的显微镜镜头前面，层压原理可将标本恰好置于显微镜头适当的对焦深度范围内，水动力学原理使不均匀粒子的最大剖面朝向图像捕获的方向，将其最大平面置于显微镜头前面并被数字相机拍摄。在拍摄时配合有频率为24次/秒的闪光灯照射每个拍摄视野，CCD数字相机每秒可拍摄24张照片。仪器设置为对每个样本拍摄并捕获500张照片，以期获得足够的颗粒数量，提高检测精度。数字照片被传至电脑系统中，自动粒子识别软件对每张照片中的颗粒图片进行分隔。可根据颗粒的大小、形状、质地、对比度的特征分析每个分隔开的颗粒，而每个颗粒的特征透过一系列规则算法被转换成数值，将这些数据与数据库里面的颗粒特征数据比对，仪器的计算机系统可通过神经网络对颗粒进行自动识别和分类，最终形成检验结果。

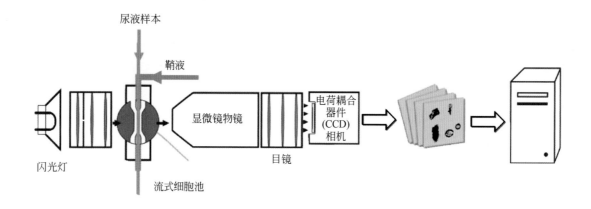

图1-5-1 不离心尿液有形成分分析仪原理图

2.尿液标本经过离心处理（图1-5-2） 将混匀的尿液标本注入有形成分计数板中，然后把计数板放入离心机中进行快速离心沉淀，使有形成分均匀分布于板底。计数板被推至显像系统上方的移动机械臂中，机械臂带动有形成分计数板自动移动数十个摄像位。在第一个摄像位置，马达带动显微镜上下移动调整进行粗对焦，检测到的图像会实时传送回处理器并进行分析，找到有形成分沉淀层之后系统会在1~20的摄像位置进行小范围的细对焦，在每个摄像位置找到最清晰的对焦点并拍出照片，以获得高清晰尿液有形成分全景视野图像。然后软件系统应用神经网络自动微粒识别技术对尿液有形成分进行识别和判定，给出最终的结果。

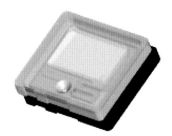

有形成分计数板

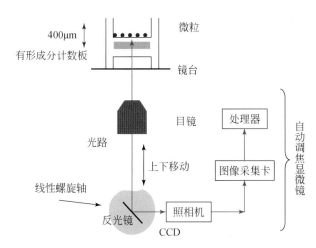

图1-5-2　离心尿液有形成分分析仪原理图

全自动尿液有形成分分析仪可自动识别的有形成分包括红细胞、白细胞、白细胞团、鳞状上皮细胞、非鳞状上皮细胞、透明管型、病理管型、结晶、细菌、精子、黏液丝、酵母菌等，需要人工复核的包括移行上皮细胞、肾小管上皮细胞、除透明管型外的其他病理管型（如细胞管型、蜡样管型等）、需具体区分结晶种类（如草酸钙结晶、三联磷酸盐结晶等）、寄生虫（如阴道毛滴虫等）。不需要复核的标本结果自动传入计算机中，需要复核的标本待实验室人员在屏幕上确认之后再释放到计算机系统中。

全自动尿液有形成分分析仪的优点是方便快速（>100个标本/小时）、灵敏度和精度高、节约人工成本，以及易于实现质量控制和标准化，文献报道其与传统的人工镜检具有较好的一致性。患者的图像资料可长期存储于电脑中，便于回顾分析及远程会诊。2016年我国专家发布的《尿液和粪便有形成分自动化分析专家共识》中也明确了尿液有形成分分析仪的作用，"当利用数字图像技术检测的结果为阳性时，需要对仪器拍摄的实景图像进行人工审核并确认。而利用非数字图

像技术检测的结果为阳性时，必须用尿液有形成分检测的参考方法进行镜检。"全自动尿液有形成分分析仪在实验室的广泛应用，降低了人工镜检的比例，明显提高了标本流转的速度和尿液分析的效率。

但是，全自动尿液有形成分分析仪在应用时也需要注意一些问题。目前市场上可供选择的厂家和仪器众多，其分析原理和性能参数各不相同，实验室在应用仪器之前应该充分评估，针对灵敏度、精度、线性范围、与镜检的一致性以及自动成像的效果等可能影响结果的因素进行逐一验证，尤其需要关注屏幕显示的图像与显微镜下观察的真实度，符合实验室规定的要求才能使用，不可盲目选择。另外，全自动尿液有形成分分析仪对有形成分的报告方式是细胞（管型）××/μL，与传统显微镜检报告细胞（管型）××/HP（LP）有所不同，两者的参考范围也完全不同，需要实验室建立针对自己使用的仪器和患者人群的参考范围。而且临床医生习惯了原来的报告方式，在单位转换后还需要重新建立对于结果分析的判断标准。第三，虽然全自动尿液有形成分分析仪具有自动成像功能，可以反映出尿液有形成分的真实情况，但是专家共识中并没有明确它可以完全代替显微镜检查。首先仪器对于有形成分的自动识别能力有限，出现异常时需要人工在屏幕上审核确认；其次尿液标本中的有形成分比较复杂，而有时尿液中可能存在大量结晶、上皮细胞、黏液丝等导致背景混乱，影响成像效果和结果的判读，这时还需要采用尿沉渣的显微镜检查报告结果。所以当利用数字图像技术检测尿液有形成分时，对检测结果进行审核的图像必须是清晰且真实的镜下实景图，能可靠地反映尿液的真实情况，以保证检测结果的客观性及准确性。当有形成分分析仪的图像审核不能满足鉴别要求时，应使用标准的尿沉渣显微镜检查，必要时需采用染色的方法进行判断。任一实验室均应该通过对大量标本的分析来建立尿液有形成分分析仪的复检规则，明确需要进行显微镜复检的条件，才能够在降低TAT提高尿液分析效率的同时，又能够保证不漏检、误诊，保证尿液分析

的质量。

　　总之，正确并规范地使用全自动尿液有形成分分析仪可以帮助实验室提高尿液分析的质量和效率。随着自动成像技术的不断完善，仪器对尿液有形成分的成像效果会更加清晰真实，自动识别能力也会逐渐加强并日益精准，它必然会成为临床实验室不可或缺的工具，为将来实现尿液有形成分分析的自动化和标准化发挥重要作用。

（邢莹　普程伟）

参考文献

[1] J. Stewart Cameron. A history of urine microscopy[J]. Clin Chem Lab Med, 2015, 53（Suppl）: S1453–S1464.

[2] 王小茜. 尿液显微镜检查的历史[J]. 临床实验室,2017,12（2）: 21-28.

[3] 张时民编著. 实用尿液有形成分分析技术[M]. 北京：北京人民卫生出版社，2008.

[4] 周新津，肾脏的解剖和形态[M]//王海燕.肾脏病学.第3版.北京：人民卫生出版社，2008：22-34

[5] Madsen KM，Nielsen S，Tisher CC. Anatomy of the kidney[M]//Brenner BM. Brenner and Rector's the kidney.8th ed. Philadelphia : Saunders Elsevier，2007：25 –76.

[6] 李惊子，刘颖，鄂洁，等.尿足细胞监测活动性狼疮肾炎的意义[J]. 中华内科杂志，2007，46（2）:127-130.

[7] 李惊子，王介东，王海燕，等.扫描电镜下尿红细胞形态的观察[J].中华医学杂志，1987，67（2）:93-95.

[8] 张时民，尿液有形成分特点[M]//丛玉隆，马骏龙，张时民.实用尿液分析技术与临床.北京：人民卫生出版社，2013：300-334.

[9] 临床尿液有形成分检验诊断学[M]//王建中.临床检验诊断学图谱.北京：人民卫生出版社，2012：575-688.

[10] Zaman Z. Automated urine screening devices make urine sediment microscopy in diagnostic laboratories economically viable[J]. Clin Chem Lab Med. 2015，53（Suppl）:S1509-1511.

[11] Ebubekir Bakan，Nurinnisa Ozturk，Nurcan Kilic Baygutalp, et al. Comparison of Cobas 6500 and Iris IQ200 fully-automated urine analyzers to manual urine microscopy[J]. BiochemiaMedica，2016，26（3）:365-375.

[12] 马俊龙，陆玉静，李兴翠，等. 郎迈全自动尿液分析工作站复检规则制定与评价[J]. 中华检验医学杂志，2012，35（9）: 810-814.

[13] 尿液和粪便有形成分自动化分析研讨会专家共识[EB/0L]. [2016]. http://news. medlive. cn/ lab/ info_progress/ show_121844. html.

第二章 尿液有形成分和尿沉渣谱

尿液有形成分包括各种细胞、管型、结晶、细菌、寄生虫及异物，需在显微镜下根据其形态特点进行辨认。

第一节 尿液中的各种细胞

一、红细胞

显微镜下红细胞（erythrocyte，red blood cell，RBC）的形态与血液中RBC相似，直径7~8 μm，正面呈圆形，侧面呈双凹形，淡浅黄色，无核。正常人离心尿沉渣可有少量（< 3/HPF）外形皱缩、体积偏小的变形RBC。在病理情况下，相位差显微镜检可见尿RBC形态多样，如面包圈、草莓样、荷叶样、古钱样、碗状、棘红细胞等。扫描电镜下可非常清晰地呈现多种形态的变形RBC（图2-1-1~图2-1-10）。

尿RBC需与真菌孢子、单水草酸钙结晶、脂肪滴及精子的头部鉴别。鉴别方法：①加稀醋酸可使红细胞破坏消失，而真菌胞膜厚不受影响；或将尿标本在室温下放置2 h，真菌可见芽孢或菌丝。②偏振光显微镜检查，单水草酸钙结晶呈粉白色或彩色，脂肪滴折光性强并显现马耳他十字结构。③精子头部呈椭圆形、大小不一致、折光性强。

镜检RBC≥3/HPF，称镜下血尿。外观为血色，显微镜检有大量RBC称肉眼血尿。

根据RBC大小是否一致，细胞形态是否多样，将血尿分为多形态（肾小球源）、均一性（非肾小球源）和混合性三类（图2-1-11~图2-1-14）。细胞形态常作为筛查肾内科或泌尿外科疾病所致血尿的鉴别特征，据报道其与肾活检病理诊断或外科手术的诊断符合率为70%~90%。尿棘红细胞（面包圈伴1至数个小泡突起）作为肾小球源血尿的特异标志（图2-1-15），已为肾病界认同。

临床常见混合型血尿，即显微镜下既有变形RBC又有正常形态RBC，曾以其中变形RBC所占的百分率（50%~80%）作为区分肾小球源或非肾小球源血尿的依据，各报道差异较大。实际上肾小球疾病的混合型血尿往往随着病程延长、血尿减轻、变形RBC百分比增加。因此，尿RBC形态检查只能作为一种初筛血尿来源的方法（表2-1-1），需结合临床及其他检查结果作出诊断。若有明显蛋白尿或（和）红细胞管型，即使以正常形态RBC为主的混合型血尿也多考虑为肾小球源血尿。此外，细胞容积分析、流式细胞分析、自动扫描尿沉渣分析等方法，仍不能取代显微镜检查。

二、白细胞

成人离心尿沉渣白细胞数应（white blood cell，leukocyte，WBC）< 5/HPF，计数<20万个/小时；WBC>5/HPF称白细胞尿。尿液中最常见的白细胞是中性粒细胞，其次是淋巴细胞、嗜酸性

表2-1-1　肾小球源血尿与非肾小球源血尿的鉴别

	肾小球源血尿	非肾小球源（泌尿道）血尿
尿色	暗红、咖啡色	鲜红
血块	无	可有
红细胞体积	细胞大小不一致	细胞大小基本一致
红细胞形态	细胞形态多样，尤其有棘红细胞	细胞形态均一，即使有轻度变形，细胞大小基本一致
细胞内血红蛋白分布	不均匀	较均匀
红细胞聚集	无	常聚集成堆或缗钱样
尿蛋白	有	无/少量
红细胞管型	可见	无

粒细胞及较少见的单核细胞。

1. 中性粒细胞（neutrophile granulocyte）　显微镜下细胞呈圆形，大小与外周血中性粒细胞相同，有2~3个分叶核，胞质内可见颗粒运动，称布朗运动。于尿沉渣滴片中加稀醋酸（3%~5%）1滴，可使细胞核膜变得清晰，易于辨认（图2-1-16、图2-1-17）。中性粒细胞常聚集成团，死亡后形态和结构破坏称为脓细胞（图2-1-18）。中性粒细胞数增加，见于泌尿系感染、急性间质性肾炎、急性肾小球肾炎、急进性肾炎早期及狼疮肾炎等。

2. 淋巴细胞（lymphocyte）　尿淋巴细胞呈圆形，直径6~15 μm，一个圆形细胞核位于细胞中心或偏位，胞质中不易看到颗粒。Sternheimer染色后核呈蓝色，胞质成淡紫红色。淋巴细胞尿见于肾移植排异反应、丝虫病和淋巴细胞白血病、也可见于局灶性节段性肾小球硬化、狼疮肾炎等。

3. 嗜酸性粒细胞（eosinophilic granulocyte）　大小与中性粒细胞相似，呈圆形，胞核多分为两叶，形似"墨镜"，胞质内有粗大嗜酸颗粒。瑞氏染色胞质呈红色并可见嗜酸性颗粒。但瑞

氏染色不如Hansel染色特异。尿白细胞计数中嗜酸性粒细胞>5%即有临床意义，严重者甚至可达30%。嗜酸细胞尿主要见于过敏性间质性肾炎，偶见于尿路血吸虫感染、急进性肾小球肾炎、前列腺炎等。

4. 吞噬细胞（phagocyte）　尿吞噬细胞较中性粒细胞大，呈圆形、卵圆形或不规则形，有一个大而明显的核偏于细胞一侧，胞质中有较多颗粒和吞噬物，常有空泡（图2-1-19、图2-1-20）。

5. 巨噬细胞（macrophage）　肾组织内的巨噬细胞可进入尿液，在急性肾损伤期间，肾组织受损，释放炎症因子，募集循环中单核细胞，通过局部微环境中各种刺激，巨噬细胞可以分化成不同的亚型。M1型巨噬细胞在疾病早期有清除炎症的作用，又可通过释放促炎细胞因子放大炎症性损伤。而M2型巨噬细胞有局限肾炎症并且在肾损伤的后期有加速肾修复的作用，可导致肾纤维化。采用免疫荧光法检测尿沉渣中巨噬细胞，可对肾疾病的活动性有所了解。M1型巨噬细胞的标记蛋白为CD68+HLADR（图2-1-21），M2型巨噬细胞的标记蛋白为CD68+CD163（图2-1-22）。

6. 浆细胞（plasmacytes）　呈椭圆形，大小不一，圆形核偏一侧，核染色质呈块状，胞质丰富，瑞氏染色呈蓝灰色，核周常有淡染区（图2-1-23）。免疫荧光法检测尿浆细胞，标记蛋白为CD38、CD138（图2-1-24、图2-1-25）。

三、上皮细胞

尿液中的上皮细胞（epithelial cell）来自肾小囊、肾小管、肾盂、输尿管、膀胱、尿道及尿道外口等处，女性脱落的阴道上皮细胞亦能混入尿液。不同部位的上皮细胞各具形态特点。

1. 肾小囊脏层上皮细胞（亦称足细胞，podocyte）　足细胞的足突环绕在基底膜外侧，与基底膜及内皮细胞组成肾小球滤过屏障。足细胞脱落进入尿液，光镜下不易辨认，需用免疫荧光或免疫细胞化学法进行辨认。目前已知足细胞的特异性标记蛋白很多，如podocalyxin（Pcx）、WT1、synaptopodin和podocin等。

选用这些特异抗体进行免疫荧光或免疫组化染色，镜下观察足细胞呈圆形，体积较白细胞大，一个圆形核或双核位于细胞中央或偏一侧（图2-1-26）。

检测尿足细胞发现，糖尿病和一些慢性肾小球疾病尿足细胞排出增加，与肾小球内足细胞数进行性减少呈平行变化。尿足细胞经培养可增殖，提示可能具有去分化过程。研究报道检测尿足细胞可作为肾病综合征病因（微小病变肾病或局灶性节段性肾小球硬化）的鉴别指标，评估糖尿病肾病进展的程度的指标和监测肾小球病变的活动性、先兆子痫的辅助诊断指标等，其临床意义已引起临床医师的关注。

2.肾小管上皮细胞（renal tubular epithelial cell） 肾小管上皮细胞较白细胞大，有一个圆形大核，核膜厚，胞质内常含有颗粒（图2-1-27、图2-1-28）。细胞形态多变，为圆形、柱状或不规则形，取决于脱落时肾小管所处状态。若肾小管上皮细胞仍保留其柱状特征、摄入血红蛋白或脂肪，则较易辨认（图2-1-29）。含脂肪颗粒的肾小管上皮细胞称卵圆脂肪小体（脂肪颗粒细胞），偏振光下脂肪颗粒呈马耳他十字结构，易与其他细胞区别（图2-1-30～图2-1-32）。正常尿很少见到肾小管上皮细胞。大量肾小管上皮细胞见于急性肾小管坏死和肾小管间质炎症，此外肾病综合征、大量蛋白尿、肾移植一周内或移植肾排异反应，均可见较多肾小管上皮细胞。

3.移行上皮细胞（transitional epithelial cell，TREP） 来自肾盂、输尿管、膀胱和后尿道，形态差别较大。总的变化规律是从表层至中层和底层，细胞由大变小，而核由小变大；器官处于充盈状态时脱落的上皮细胞体积大，处于收缩状态时脱落的上皮细胞体积小（图2-1-33）。尿沉渣中移行上皮细胞增多见于泌尿系炎症，其中尾状上皮细胞见于肾盂肾炎，大圆形上皮细胞见于膀胱炎。

4.鳞状上皮细胞（squamous cell） 也称扁平上皮细胞（flat epithelial cell），扁平上皮细胞来自尿道或阴道表层上皮，形态呈多角形、体积大，有一个小而圆或椭圆形的核（图 2-1-34）。正常尿液中有少量扁平上皮细胞，炎症或炎症恢复期扁平上皮细胞增多。女性患者若有大量扁平上皮细胞伴成堆中性粒细胞可能是白带污染，应冲洗外阴后再留尿镜检。

5.多核巨细胞（multinuclear giant cell） 形态呈多角形、椭圆形，体积较大，内有数个椭圆形核，胞质内有时可见嗜酸性包涵体（图2-1-35、图2-1-36）。通常认为由尿道的移行上皮细胞脱落而来，见于病毒感染，如麻疹、水痘、腮腺炎等。

6.诱饵细胞（decoy cell） 多瘤病毒感染后在胞质和胞核内增殖、复制聚集形成包涵体，通常引起细胞形态发生变化，胞核增大呈磨玻璃样，核周有光晕环。采用瑞吉复合染色法显微镜检查、相位差显微镜或透射电镜检查可见含病毒颗粒的阳性细胞（图2-1-37～图2-1-40）。有时诱饵细胞可伴多核巨细胞。

肾病患者肾移植后接受有效免疫抑制治疗易发生人多瘤病毒相关性肾病（BK polyomavirusnephropathy，BKN）或间质性肾炎，一旦发生可能导致移植肾失去功能。因此，早期发现BKN可及时干预治疗，改善移植肾的损伤。检测尿诱饵细胞（含BK多瘤病毒）是一种简便、可靠的方法。

7.肿瘤细胞（tumour cell） 泌尿系统除肾外都是中空器官，脱落细胞可进入尿液中，通过尿脱落细胞检查，为泌尿系肿瘤诊断提供帮助。恶性肿瘤细胞的形态特征是细胞体积大，呈多形性，细胞核大，直径可超过1/2细胞直径，核/浆比例增加，核染色质颗粒粗糙。核仁增大、增多，易出现多个核。详见第七章。

第二节 管 型 尿

一、管型的形成与特征

肾小管髓袢升支厚壁段的上皮细胞分泌TH（Tamm-Horsfall，TH）糖蛋白，锚合于细胞腔面上，经蛋白酶剪切脱落进入管腔内形成网状结构，然后网罗尿液中的细胞、颗粒及一些有形成分，在远端肾小管和集合管内凝聚而形成管型。

管型外形似试管，两边平行、末端钝圆，长短、粗细不一。肾小管液浓缩和偏酸性有利于管型形成。根据管型内包含物的不同，分为透明管型、颗粒（粗、细）管型、细胞（红细胞、白细胞、上皮细胞）管型、脂肪管型、蜡样管型、含结晶或微生物管型、着色管型和混合管型，各种管型的临床意义不甚相同。尿沉渣中除少量透明管型外，其他管型都属于病理性管型。

二、管型的种类及意义

（一）透明-细颗粒管型（hyaline cast）

由TH蛋白和少量清蛋白组成，其内可含少量细颗粒。管型质地薄，无色、半透明，折光性差，长短粗细不一（图2-2-1、图2-2-2）。正常尿液中偶见，发热、脱水、剧烈运动后可一过性增加。大量蛋白尿、肾病综合征和几乎所有肾疾病均可见此类管型。

（二）细胞管型（cellular cast）

根据管型内包含的细胞成分不同可分为红细胞管型、白细胞管型、肾小管上皮细胞管型，若包含多种细胞可称混合细胞管型。管型内的细胞形态可完整，也可残缺不全，在管型内呈均匀分布，也可集中处于一端，但需占管型体积的1/3，才能称为细胞管型。

1. 红细胞管型（red cell cast） 管型内以红细胞为主体，相位差显微镜下可见红细胞或颗粒，呈血色、深红色、棕黄色，也可见不含血色素的无色红细胞管型。此类管型长短、粗细不一致，较易折断（图2-2-3～图2-2-15）。主要见于肾小球急性增殖性炎症。以往认为红细胞管型可作为鉴别肾小球疾病与肾小管间质疾病的标志物之一，但近年发现肾小管间质疾病也可见红细胞管型。

红细胞管型在尿路中停留时间较长时或体内溶血时，管型呈现均质化的红色、棕褐色、褐色，称血红蛋白管型（hemoglobin cast）（图2-2-16～图2-2-18）。严重挤压伤或大面积烧伤后可见肌红蛋白管型，但无法在显微镜下根据形态学进行鉴别，应参考肌红蛋白定性和定量结果。

2. 白细胞管型（white cell cast） 管型内以白细胞为主体，一般为中性粒细胞，细胞呈圆形、体积较上皮细胞小，有时可见分叶核，当细胞破坏后不易与上皮细胞管型区分（图2-2-19～图2-2-22）。可采用S染色法，管型基质呈淡蓝色，细胞质呈淡红色，核呈深蓝色。通常在管型周边可见白细胞，此类管型见于肾盂肾炎、间质性肾炎、急性肾小球肾炎、狼疮肾炎等。

3. 肾小管上皮细胞管型（renal tubular epithelial cast） 管型由分散脱落或成片脱落的肾小管上皮细胞组成，细胞形态不一，体积较白细胞大，胞内含一个大而圆的胞核。典型的肾小管上皮细胞管型的细胞呈瓦片状排列，核不清晰（图2-2-23～图2-2-34）。必要时可用酯酶（阳性）或过氧化酶（阴性）染色与白细胞管型区分。此类管型见于急性肾小管损伤或肾小管坏死。

4. 混合细胞管型（又称复合细胞管型complex cell cast） 管型内同时包含两种以上细胞，相互交叉重叠，分辨不清时，可统称为混合细胞管型（图2-2-35、图2-2-36），见于肾小管间质炎症。

（三）颗粒管型（granular cast）

管型内含大小不等的颗粒，分为细颗粒管型和粗颗粒管型，一般认为颗粒由细胞崩解而来，粗颗粒进一步可变为细颗粒；另一观点认为粗颗粒管型过氧化酶染色阳性，提示来自粒细胞，而细颗粒管型酯酶染色阳性，过氧化酶染色阴性，则来自肾小管上皮细胞。总之颗粒管型的来源尚未完全清楚。颗粒管型体积较大，呈短粗状，色暗（图2-2-37～图2-2-42）。尿液中颗粒管型多为病理性，见于各类急、慢性肾疾病。

（四）脂肪管型（fatty cast）

管型内含大小不等、折光性强的脂质，偏振光显微镜下脂肪滴呈白色，中心有马耳他十字结构，管型基质呈黑色（图2-2-43～图2-2-52）。当脂肪管型内所含脂质颗粒细小时，于低倍相位差显微镜下呈浅棕色（图2-2-53、图2-2-54），勿误认为红细胞管型，应注意鉴别。脂肪管型可采用苏丹Ⅲ染色，脂滴显红色（图2-2-55），多见于肾病综合征。

（五）蜡样管型（waxy cast）

管型内基本上不含细胞或颗粒，质地为均匀蜡烛样，折光度很强。管型边缘清晰常有切迹，管型大小和长短不一，很易折断，断端可呈锯齿状（图2-2-56～图2-2-70）。蜡样管型的性质尚未完全清楚，常见细胞管型或颗粒管型的一端或边缘或中心呈蜡样变，可称前蜡样管型，提示蜡样管型可能由颗粒或细胞管型转变而来。蜡样管型见于急、慢性肾功能损伤。

（六）宽大管型（broad cast）

管型体形粗大，其宽度可超过50 μm，为一般管型的2～6倍。管型内可含上述各类管型的所有成分（图2-2-71～图2-2-73）。宽大管型在损伤、扩张的肾小管内形成，见于肾小管坏死和肾衰竭。

（七）嵌套管型（nested cast）

通常两个管型相互嵌套或较大管型包裹一个小管型，但两个管型仍有各自的边界和内涵物（图2-2-74～图2-2-76）。嵌套管型常见于肾衰竭。

（八）结晶管型（crystal cast）

管型内可含尿酸盐、磷酸盐、草酸盐、药物结晶等（图2-2-77～图2-2-84）。轻链结晶管型，其特点是透明管型内含轻链结晶，尿液中存在相同的游离结晶，偏振光显微镜下可见25%双折光。这种管型需与粗颗粒管型鉴别。结晶管型的形成与尿液的pH、盐类的饱和度等因素有关。

（九）其他管型

这些管型不常见，如空泡变性管型（vacuolar denatured cast），管型内含许多泡沫，偏振光下看不到"马耳他脂肪小体"。空泡是由于肾小管上皮细胞内的糖原脂肪变性、融合，脱落、遗留空泡所致，这种管型可见于重症糖尿病肾病综合征。其他管型还包括黄染管型（图2-2-85、图2-2-86）、细菌管型等（图2-2-87）。

三、管型类似物

1. 黏液丝（mucous strands）　相位差显微镜下呈透明、细长弯曲、末端纤细或有卷曲，其周围常附有细胞或其他有形成分（图2-2-88～图2-2-92）。妇女尿液中易见，大量黏液丝见于尿路炎症、大量蛋白尿。黏液丝是一种糖蛋白，TH蛋白抗体免疫荧光染色阳性（图2-2-93）。

2. 假管型（pseudos cast）　外形呈圆柱体与管型相似，但无管型的基质，边缘不整齐，含尿酸盐、磷酸盐（图2-2-94、图2-2-95），加酸或加热可溶解消失。

3. 圆柱体（cylinder）　形态似透明管型，只是一端尖细常卷曲呈螺旋状，多与透明管型同时存在（图2-2-96）。

4. 性质未明物（图2-2-97）

第三节 结 晶 尿

尿液中的结晶（crystal）分生理性结晶、病理性结晶和药物结晶三类。酸性尿常见的结晶有草酸钙结晶、尿酸结晶和非晶形尿酸盐。碱性尿常见的结晶有磷酸盐结晶、尿酸铵结晶、非晶形磷酸盐。尿液浓缩、偏酸性、冷藏后出现的盐类结晶通常没有病理意义。病理性结晶有胱氨酸结晶、亮氨酸结晶、酪氨酸结晶、胆固醇结晶、磺胺类药物结晶、氨苄西林结晶等。

一、生理性尿结晶

1.草酸钙结晶（calcium oxylate crystal）分双水草酸钙和单水草酸钙两种结晶。双水草酸钙结晶呈方形，有两条交叉对角线，结晶形态结构类似，体积差异较大（图2-3-1～图2-3-3）。单水草酸钙结晶形态多样，呈椭圆形、双面凹哑铃形、小圆球形、麻花形等（图2-3-4～图2-3-6）。单水草酸钙结晶和双水草酸钙结晶可同时出现（图2-3-7）。虽然草酸钙结晶是生理性结晶，若长期大量出现可导致泌尿道结石。

2.磷酸铵镁结晶（phosphate ammonio magnesium crystal）也称三联磷酸盐结晶或鸟粪石结晶。结晶大小不一，折光性强，典型的结晶形似屋顶或棺盖样，也可见多种形态如梯形、剪刀形、X或交叉形、棱柱形等（图2-3-8～图2-3-12）。慢性尿路感染患者尿中易见磷酸铵镁结晶。如变形杆菌、克雷伯杆菌和摩根杆菌感染时，这些细菌释放尿素酶将尿素分解为氨和二氧化碳，促使尿液碱化，形成磷酸铵镁结晶，易产生尿路结石。

3.非晶形磷酸盐 当尿液中大量存在时，肉眼可见混浊，静置一段时间后有白色沉淀，镜下可见无特异形态的小颗粒（图2-3-13、图2-3-14）。

4.尿酸结晶（uric acid crystal） 是尿液中形态变化最多的结晶，有菱形、四边形、六边形、花瓣形、腰鼓形、哑铃形等，结晶大小和厚薄差别很大，呈深浅不同的黄色，偏振光下色彩缤纷（图2-3-15～图2-3-33）。正常人尿液中常见尿酸结晶，属生理性结晶。尿液中尿酸浓度增高，肉眼可见离心尿沉渣有橙红色沉淀物（图2-3-34）。尿酸结晶见于痛风、白血病、淋巴瘤、肿瘤化疗期间，可引起尿酸肾病和尿酸结石。

5.尿酸铵结晶（ammonium urate crystals）呈树根状、海星样、棘球状，不透明的黄褐色，见于尿液久置后（图2-3-35）。若新鲜尿液中出现大量尿酸铵结晶伴血尿，常见于尿路结石。

6.磷酸钙结晶（calcium phosphate crystal）呈粗细不等的棱柱形、辐射状、扇形或交叉成索排列，属生理性结晶。长期大量出现见于骨质脱钙、慢性泌尿系统炎症。片状磷酸钙结晶的结晶较大，呈不规则片状、棱形、楔形，表面有颗粒，常漂浮于尿液表面（图2-3-36、图2-3-37）。持续出现时应结合临床考虑其意义。

二、病理性尿结晶

1.胱氨酸结晶（cystine crystals） 呈不对称六边形、无色、折光性强，见于遗传性胱氨酸尿症。胱氨酸试验可将其与六边形尿酸结晶区分。试验方法：将少许尿沉渣置于载玻片上，加稀硫酸和卢戈碘液各1滴，呈现蓝色或绿色为胱氨酸阳性反应。

2.酪氨酸结晶（tyrosine crystals） 呈黑色细针状或毛发样，成团、成索或羽毛状，是蛋白质分解产物。可用酪氨酸试验确认。试验方法为取尿沉渣少许于玻璃试管中，加试剂（甲醛1 ml，浓硫酸55 ml，蒸馏水45 ml）1～2 ml，混匀加热至沸腾，呈绿色为阳性反应。

3.胆固醇结晶（cholesterol crystal） 呈扁平板状的方形或长方形，多有缺角，无色透明（图2-3-38），见于乳糜尿、肾病综合征等。胆固醇结晶属脂类，密度低，常浮于尿液表面形成薄膜，而尿沉渣中不易见。需采集尿液表面薄膜进行镜检。

4.药物结晶　形态多样，有磺胺类药物结晶、氨苄西林结晶、硫酸茚地那韦结晶等。药物结晶的出现与患者的治疗或检查用药相关，需了解患者临床用药史，再确认。

三、临床常见尿结晶的鉴别方法

临床常见尿结晶的鉴别方法见表2-3-2。

表2-3-2　常见尿结晶及鉴别方法

结晶类别	名称	来源	尿pH	结晶形态特点	鉴别	
					溶解	不溶解
生理性结晶						
	草酸钙结晶	进食植物性食物	碱性	双面凹哑铃形（单水草酸钙）、方形，对角线有交叉条纹（双水草酸钙）	盐酸	乙酸、氢氧化钠
	磷酸盐（①非晶形磷酸盐，②磷酸铵镁，③磷酸钙等）结晶	食物和机体代谢组织分解，尿路感染或尿液标本被产尿素酶的细菌污染	碱性	①白色小颗粒；②屋顶形，折光性强；③不规则片状、柱状	10%乙酸、盐酸	氢氧化钾
	尿酸结晶	核蛋白中嘌呤代谢产物	酸性	形态多样、大小不一，偏振光下五彩缤纷	氢氧化铵	乙酸，盐酸
病理性结晶						
	胱氨酸结晶	蛋白质分解产物		无色六边形薄片，折光性强	盐酸、氨水	乙酸
	酪氨酸结晶	蛋白质分解产物	酸性	针状和毛发样，黑色	加热、盐酸	丙酮、乙醇
	放射造影剂结晶	各种造影检查	比重高	束状、球状、多形态	氢氧化钠	有机溶剂
	磺胺甲基异恶唑结晶	磺胺噻唑乙酰化	偏酸性	正方形或长方形六面体，很厚	丙酮	
	阿昔洛韦	抗病毒药物	中性或弱碱性	细针样		

第四节　尿液中常见的其他有形成分

尿液中常可见其他有形成分，包括细菌、酵母样真菌、脂肪滴、精子和滴虫等。其原因常为尿标本留取不当或器皿不清洁或标本留置时间过长被污染；肾炎患者经长期大剂量皮质激素治疗，或大剂量广谱抗生素的应用后发生细菌或真菌感染；女性患者阴道炎等。

一、细菌

常见的细菌（bacteria）有链状排列的杆菌、链球菌、杆菌、球菌（图2-4-1～图2-4-3）。必要时需采用培养鉴定法。

二、酵母样真菌

标本污染或放置过久常可见酵母样真菌（yeast-like fungi）孢子和假菌丝。孢子大小与红细胞相似，但胞膜较红细胞厚，加酸胞膜不破，菌丝呈藕节样或管状（图2-4-4～图2-4-10）。

三、脂肪滴

脂肪滴（fat granule）呈圆形、大小不一、折光性很强，多处于漂浮移动状态，偏振光显微镜下可见"马耳他十字微粒"（图2-4-11、图2-4-12）。见于肾病综合征，也见于安德森-法布里综合征（Anderson-Fabry）等。

四、精子

精子（sperm）由头、体和尾3部分组成，新鲜尿液混入精子可见到它游动。精子死亡后呈卷曲状，有时尾部消失，精子头部为椭圆形，较红细胞小，应注意鉴别（图2-4-13、图2-4-14）。

五、滴虫

尿液混入的滴虫（trichomonad）大小似中性粒细胞，形似鸭梨，后端尖、顶端有边毛、活滴虫能快速转动（图2-4-15）。滴虫见于滴虫阴道炎、尿路滴虫感染。

六、其他混入物

其他混入物如管型类似物，鉴别要点是其两端不齐（图2-4-16、图2-4-17）。链格孢孢子为黄棕色（图2-4-18）。其他还包括纤维（图2-4-19）、淀粉颗粒（图2-4-20、图2-4-21）、不明物（图2-4-22～图2-4-24）等。

第五节　尿沉渣谱

一、尿沉渣谱类型

根据相位差显微镜仔细辨认尿沉渣中所见的有形成分，并对其进行梳理、整合，结合尿蛋白定量，便可确定尿沉渣谱类型。将尿沉渣谱分为4种类型，基本上可涵盖肾疾病的尿沉渣镜检所见。

1. I类尿沉渣谱　镜下所见以变形红细胞为主，可有白细胞、吞噬细胞。管型以红细胞管型最多见，也可有白细胞管型、红白细胞混合管型、肾小管上皮细胞管型、颗粒管型、蜡样管型等。沉渣谱的特点是多细胞多管型，尿蛋白量多少不定。I类尿沉渣谱反映肾小球急性增殖性炎症病变。

2. II类尿沉渣谱　多数有肾病综合征范围的蛋白尿（>3.5 g/24 h）伴脂质尿（脂肪颗粒、卵圆脂肪小体、脂肪管型），可有透明-细颗粒管型。II类尿沉渣谱的特点是大量蛋白尿，沉渣中有形成分较少，反映肾小球非增殖性病变。

3. III类尿沉渣谱　镜下所见主要为白细胞和肾小管上皮细胞，管型中细胞成分可以是单纯白细胞、肾小管上皮细胞或两种细胞混合，往往伴蜡样管型。III类尿沉渣谱的特点是有核细胞及其管型，尿蛋白量少，反映肾小管间质损伤。

4. IV类尿沉渣谱　镜检沉渣中有形成分很少，尿蛋白量也很少，尿沉渣谱呈非特异表现。见于急性肾小管间质病的恢复期、慢性肾小球疾病伴肾小球缺血硬化或间质纤维化（此时常伴血肌酐升高）。

临床实践中往往会遇到既有多细胞多管型，又有大量蛋白尿，呈现I类+II类尿沉渣谱；同样也有I类+III类和II类+III类尿沉渣谱。因此，尿沉渣谱类型必须结合临床资料解释其意义。

二、尿沉渣谱与肾疾病临床和病理的联系

尿沉渣有形成分显微镜检是一项非常细致的工作，首先在低倍镜下了解有形成分全貌，再用高倍镜仔细辨认观察范围内的各种成分，并在检

测过程中将所见的各有形成分组合，还要寻找有关的有形成分才能获得有意义的沉渣谱。例如：①镜下血尿，除计数细胞数量，还要做形态描述，区分肾小球源与非肾小球源，然后检查是否伴白细胞尿，有无红细胞管型，有无蜡样管型。若各项指标均为"阳性"，提示肾小球急性炎症伴肾功能受损。②低倍镜下见大量透明-细颗粒管型，伴脂肪滴/卵圆脂肪小体/脂肪管型，提示肾病综合征或大量蛋白尿，应注意有无不规则上皮细胞及上皮细胞管型、颗粒管型、蜡样管型。若各项指标均为"阳性"，提示大量蛋白尿造成急性

肾小管损伤伴肾功能损伤。③白细胞尿，既需要白细胞计数，又需要计数多形核与单个核细胞的百分比，有无白细胞管型、有无蜡样管型，如为"阳性"提示可能存在间质性肾炎。总之镜检也要遵照一定的思路，这样可减少漏检。然后根据临床提供的初诊，检查尿液镜检的结果是否基本符合，是否需要复检。优质的尿液有形成分分析能为临床诊治提供有价值的信息，为无法肾活检患者进行一次无创肾活检。常见肾疾病的病理、临床和尿沉渣谱的联系见表2-5-3。

表2-5-3　常见肾疾病的病理、临床和尿沉渣谱

病理特征	病理诊断	临床表现	尿沉渣谱
肾小球内细胞增生伴炎性细胞浸润为主，多数伴免疫复合物沉积，归类于增殖性肾小球疾病	局灶性肾小球肾炎、IgA肾病和紫癜性肾炎、系膜增生性肾小球肾炎、毛细血管内增生性肾小球肾炎、膜增生性肾小球肾炎、新月体性肾小球肾炎、增生硬化性肾小球肾炎等	血尿/肾炎综合征/肾炎综合征+肾病综合征	I类/I+II类
肾小球无明显细胞增生和炎性细胞渗出，伴或不伴免疫复合物沉积，归类于非增生性肾小球病	原发性肾小球病：微小病变肾病、局灶性节段性肾小球硬化症、膜性肾病　继发性肾小球疾病：V型狼疮肾炎、膜型乙肝病毒相关性肾炎、糖尿病肾病、淀粉样变性肾病、单克隆免疫球蛋白沉积病等	蛋白尿/肾病综合征	II类/II+III类
肾小球毛细血管袢纤维素样坏死和多数新月体形成为特点	新月体性肾小球肾炎常见，部分毛细血管内增生性肾小球肾炎	急进性肾炎综合征	I类/I+III类
肾小管损伤和急性肾小管坏死，肾间质水肿和炎性细胞浸润，继发肾小管变性和萎缩	重度肾小管损伤和急性肾小管坏死、急性间质性肾炎、慢性肾小管间质肾病	急性肾损伤	III类
肾小球硬化、肾小球缺血性硬化，肾小管萎缩伴肾间质纤维化	弥漫增生硬化性肾小球肾炎和肾小球病、慢性肾小管间质肾病、肾血管性疾病（缺血性肾病）、梗阻性肾病等	慢性肾衰竭	IV类/I类

（李惊子）

参考文献

[1] Mutter WP. Urinalysis[M]//Turner N, Lameire N, Goldsmith DJ, et al. Oxford textbook of clinical nephrology. 4th ed. United Kingdom: Oxford University, 2016: 35-43

[2] Becker GJ, Garigali G, Fogazzi GB. Advances in urine microscopy[J]. Am J Kidney Dis, 2016, 67（6）:954-964

[3] 李惊子. 尿沉渣显微镜检的临床应用价值[J]. 中华检验医学杂志，2012，35（009）：780-783.

[4] Bhagyalakshmi1 A, Sirishal O, Umal P, et al. Role

of urine sediment cytology in the diagnosis of renal disorders in comparison with biochemical and histopathological findings[J]. Int J Res Med Sci, 2014, 2（2）:560-568

[5] Perazella MA, Coca SG, Kanbay M, et al.Diagnostic value of urine microscopy for differential diagnosis of acute kidney injury in hospitalized patients[J]. Clin J Am Soc Nephrol, 2008, 3（6）:1615-1619.

[6] Mark A. Perazella MD.The Urine Sediment as a Biomarker of Kidney Disease[J].Am J Kidney Dis, 2015, 66（5）:748-755

[7] 李惊子，毕增祺，谌贻璞，等.应用相差显微镜鉴别血尿来源[J]. 中华内科杂志，1984，23（11）:688-691.

[8] 李惊子，王介东，王海燕，等.扫描电镜下尿红细胞形态的观察[J]. 中华医学杂志，1987，67（2）:93-95.

[9] 李惊子，刘颖，鄂洁，等.尿足细胞监测活动性狼疮肾炎的意义[J]. 中华内科杂志，2007，46（2）:127-130.

[10] Muriithi A K, Nasr S H, Leung N. Utility of urine eosinophils in the diagnosis of acute interstitial nephritis[J]. Clinical Journal of the American Society of Nephrology, 2013, 8（11）: 1857-1862.

[11] Maestroni S, Maestroni A, Dell'Antonio G, et al.Viable podocyturia in healthy individuals: implications for Podocytopathies[J]. Am J Kidney Dis, 2014, 64（6）:999-1005

[12] Caleffi A, Lippi G. Cylindruria[J]. Clin Chem Lab Med, 2015, 53（Suppl）: S1471–S1477

[13] Ferrari B, Fogazzi GB, Garigali G, et al. Acute interstitial nephritis after amoxycillin with hematuria, red blood cell casts and hematuria-induced acute tubular injury[J]. A J K D, 2012, 60（2）:330-332

[14] Spinelli D, Consonni D, Garigali G. Waxy casts in the urinary sediment of patients with different types of glomerular diseases: Results of a prospective study[J]. Clinica Chimica Acta, 2013, 424（23）:47–52

[15] 李惊子，陈育青，王素霞，等. 常规尿检整合分类作为肾病理损伤的标志物[J]. 北京大学学报: 医学版，2010，42（002）: 169-172.

[16] Fogazzi GB, Saglimbeni L, Banfi G, et al.Urinary sediment features in proliferative and non-proliferative glomerular diseases[J]. J Nephrol, 2005, 18（6）:703-710

[17] 李惊子，王素霞，秦小琪，等.尿沉渣谱与肾病理类型的相关性[J]. 北医学报，2014，46（6）: 920-925

[18] Nakayama K, Ohsawa I, Maeda-OhtaniA, et al. Prediction of diagnosis of immunoglobulin a nephropathy prior to renal biopsy and correlation with urinary sediment findings and prognostic grading[J].Journal of Clinical Laboratory Analysis, 2008, 22（2）:114–118.

[19] 李惊子，王素霞，秦小琪，等. IgA肾病的尿沉渣谱与肾脏病理的相关关系[J].中华肾脏病杂志，2015，31（2）:91-96

[20] 张时民. 尿液有形成分特点[M]//丛玉隆，马骏龙，张时民.实用尿液分析技术与临床. 北京：人民卫生出版社，2013: 300-334

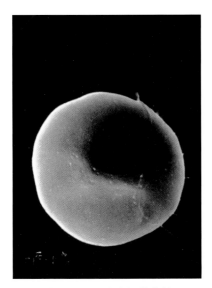

图2-1-1　正常形态红细胞（扫描电镜×15 000）

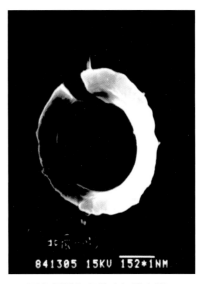

图2-1-2　面包圈样红细胞（扫描电镜×15 000）

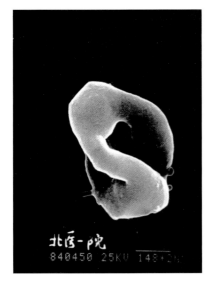

图2-1-3　扭曲的面包圈样红细胞（扫描电镜×15 000）

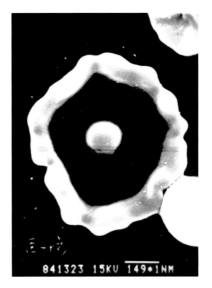

图2-1-4　荷叶样红细胞（扫描电镜×15 000）

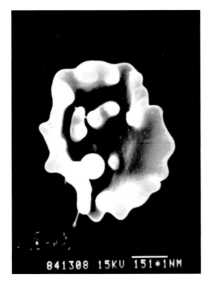

图2-1-5　荷叶样红细胞（扫描电镜×15 000）

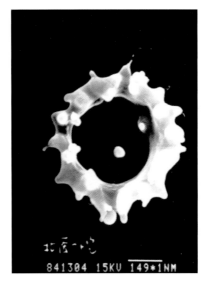

图2-1-6　花环样红细胞（扫描电镜×15 000）

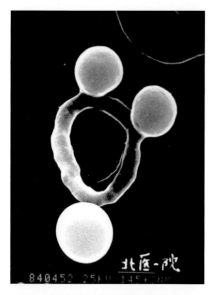

图2-1-7 棘红细胞（扫描电镜×15 000）

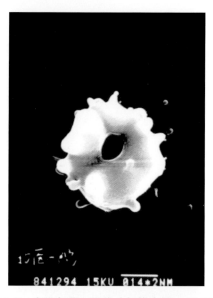

图2-1-8 小面包圈红细胞（扫描电镜×15 000）

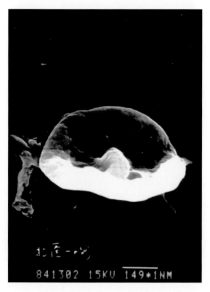

图2-1-9 荷叶样红细胞（扫描电镜×15 000）

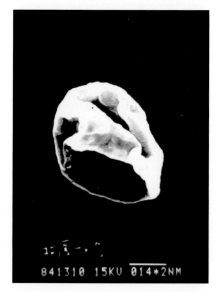

图2-1-10 帽样红细胞（扫描电镜×15 000）

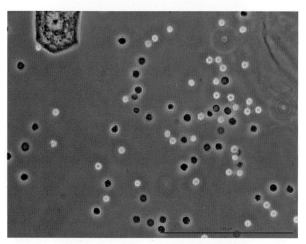

图2-1-11 正常形态红细胞，见于非肾小球源血尿（相位差显微镜×400）

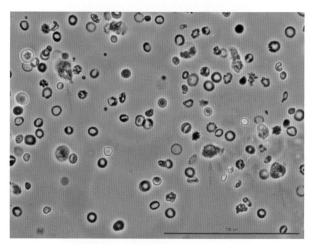

图2-1-12 变形红细胞和白细胞，见于肾小球源血尿（箭头为白细胞）（相位差显微镜×400）

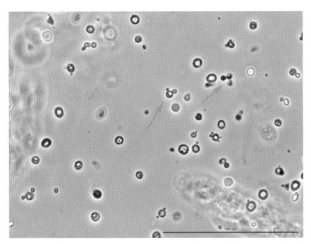

图2-1-13　变形红细胞（绿箭头示棘红细胞），见于肾小球源血尿（相位差显微镜×400）

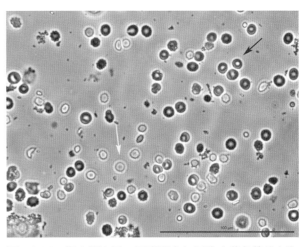

图2-1-14　混合型血尿，正常形态红细胞（黄色箭头）和变形红细胞（蓝色箭头）（相位差显微镜×400）

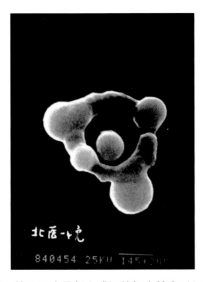

图2-1-15　棘红细胞是肾小球源的标志性变形红细胞（扫描电镜×15 000）

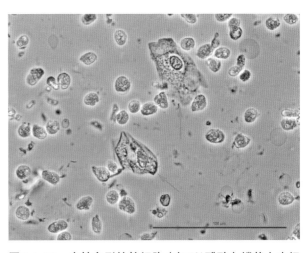

图2-1-16　中性多形核粒细胞（加5%醋酸）鳞状上皮细胞（绿箭头）（相位差显微镜×400）

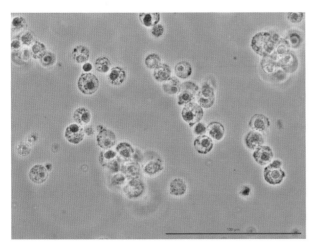

图2-1-17　单个核细胞（相位差显微镜×400）

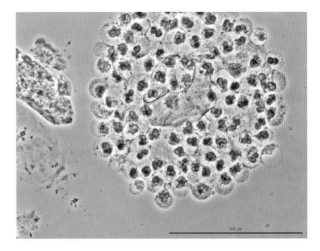

图2-1-18　白细胞聚集成堆（相位差显微镜×400）

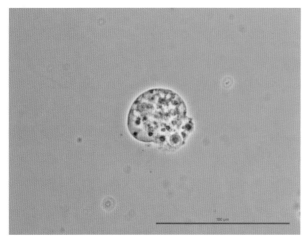

图2-1-19　吞噬细胞，细胞质内吞噬许多颗粒，周围有多条细菌（相位差显微镜×400）

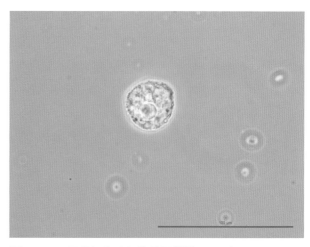

图2-1-20　吞噬细胞（相位差显微镜×400）

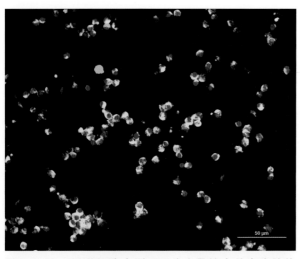

图2-1-21　巨噬细胞Ⅰ型 M1（小鼠抗人单克隆抗体CD68+兔抗人单克隆抗体HLADR）细胞质绿色，DAPI染细胞核呈蓝色（免疫荧光显微镜×400）

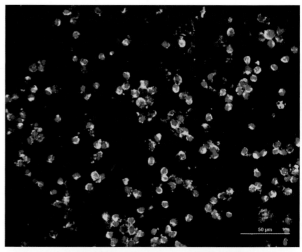

图2-1-22　巨噬细胞Ⅱ型M2（小鼠抗人单克隆抗体CD68+兔抗人单克隆抗体CD163）细胞质绿色，DAPI染胞核呈蓝色（免疫荧光显微镜×400）

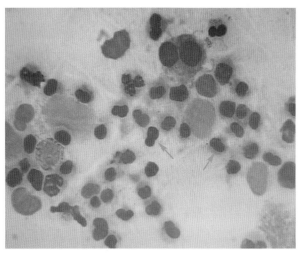

图2-1-23　尿浆细胞，瑞吉复合染色（油镜×100）

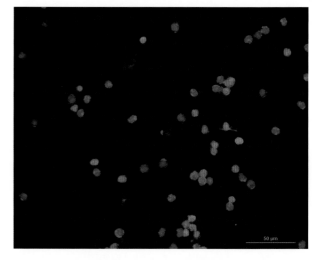

图2-1-24　尿浆细胞（兔抗人单克隆抗体CD38阳性。呈红色；DAPI染细胞核呈蓝色，荧光显微镜×400）

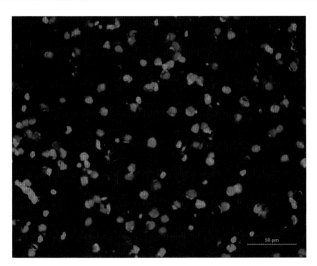

图2-1-25　尿浆细胞（兔抗人单克隆抗体CD138阳性，呈红色，DAPI染细胞核呈蓝色，荧光显微镜×400）

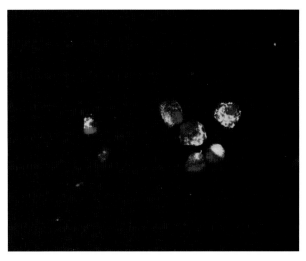

图2-1-26　尿足细胞，胞质绿色（鼠抗人podocalyxin单克隆抗体，碘化丙啶复染细胞核，荧光显微镜×400）

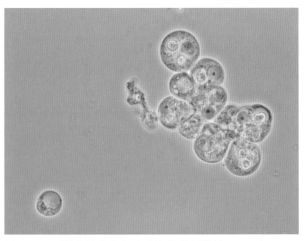

图2-1-27　肾小管上皮细胞（相位差显微镜×400）

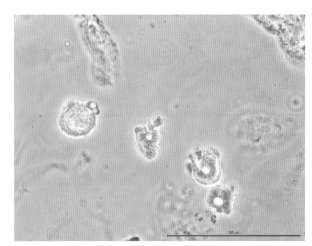

图2-1-28　肾小管上皮细胞（相位差显微镜×400）

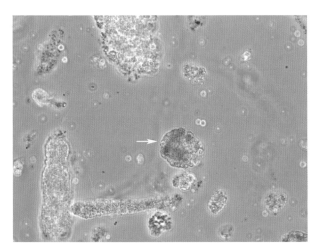

图2-1-29　肾小管上皮细胞胞质内含铁血黄素（黄色箭头）、颗粒管型（绿色箭头）（相位差显微镜×400）

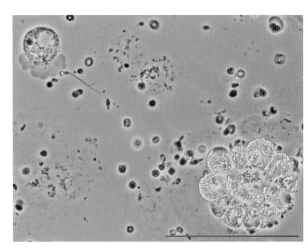

图2-1-30　肾小管上皮细胞含脂肪颗粒（相位差显微镜×400）

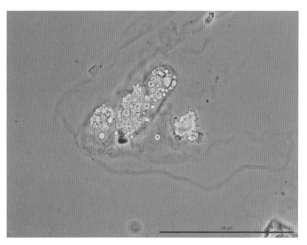

图2-1-31 肾小管上皮细胞胞质内含脂滴（相位差显微镜×400）

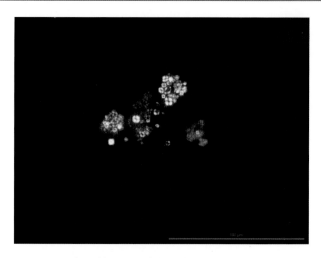

图2-1-32 肾小管上皮细胞胞质内含马耳他十字微粒（偏振光显微镜×400）

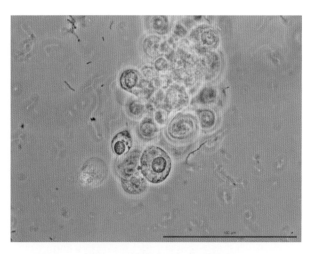

图2-1-33 移行上皮细胞（相位差显微镜×400）

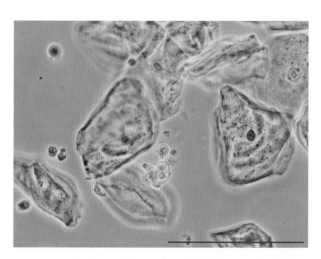

图2-1-34 鳞状上皮细胞（扁平上皮细胞）（相位差显微镜×400）

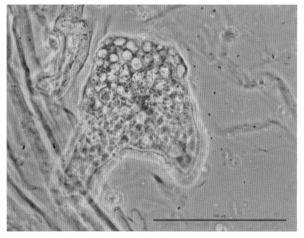

图2-1-35 多核巨细胞，周边有黏液丝（相位差显微镜×400）

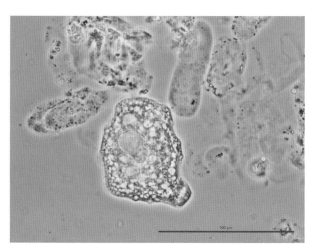

图2-1-36 多核巨细胞，周边有黏液丝（相位差显微镜×400）

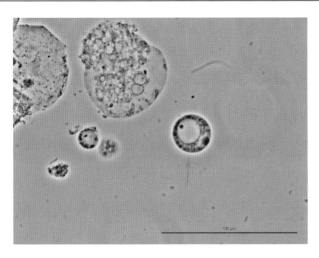

图2-1-37　诱饵细胞（箭头指示，相位差显微镜×400）

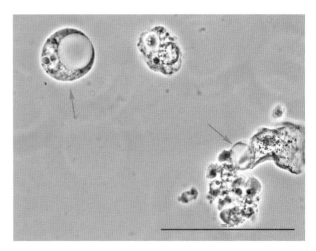

图2-1-38　诱饵细胞（箭头指示，相位差显微镜×400）

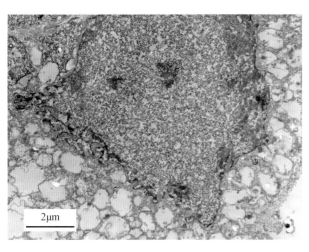

图2-1-39　诱饵细胞，显示细胞核内病毒颗粒（透射电镜×15 000）

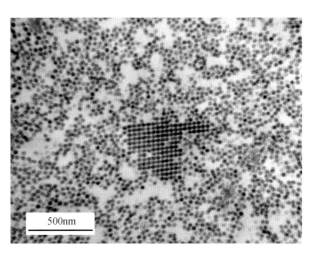

图2-1-40　诱饵细胞，显示细胞核内病毒颗粒（透射电镜×80 000）

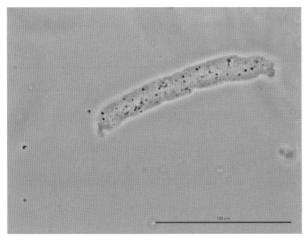

图2-2-1　透明-细颗粒管型（相位差显微镜×400）

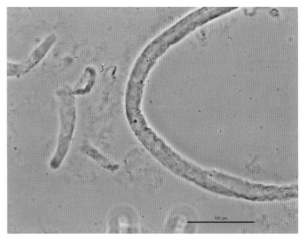

图2-2-2　透明管型（相位差显微镜×200）

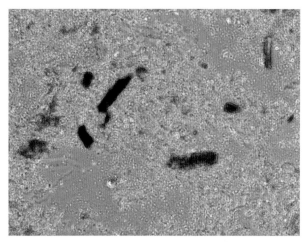

图2-2-3　多数红细胞管型和大量无定形磷酸盐结晶（相位差显微镜×100）

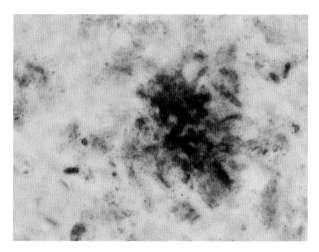

图2-2-4　大量红细胞管型（相位差显微镜×100）

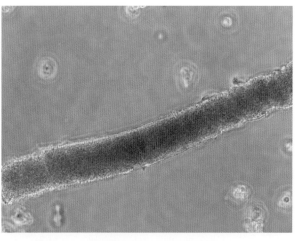

图2-2-5　红细胞管型（相位差显微镜×400）

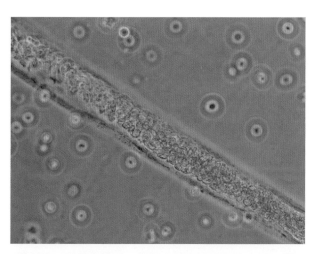

图2-2-6　红细胞管型，背景为散在的红细胞（相位差显微镜×400）

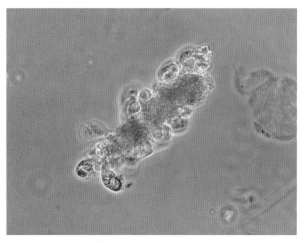

图2-2-7　红细胞管型粘连多数肾小管上皮细胞和尿路小圆细胞（相位差显微镜×400）

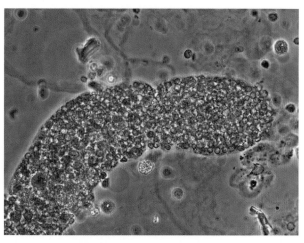

图2-2-8　红细胞管型内含少数有核细胞（相位差显微镜×400）

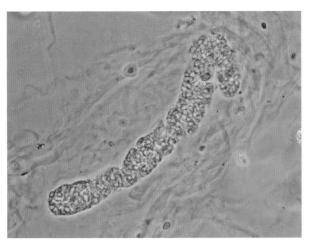

图2-2-9 红细胞管型，细胞内血红蛋白丢失，背景有大量黏液丝（相位差显微镜×400）

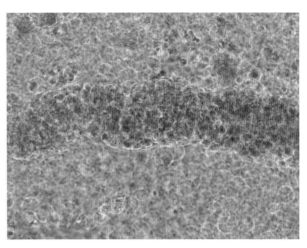

图2-2-10 新鲜红细胞管型，背景有大量红细胞（相位差显微镜×400）

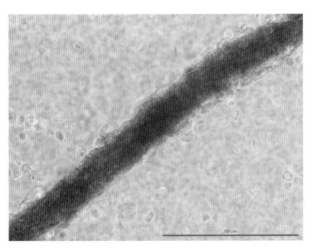

图2-2-11 红细胞管型，背景有大量红细胞（相位差显微镜×400）

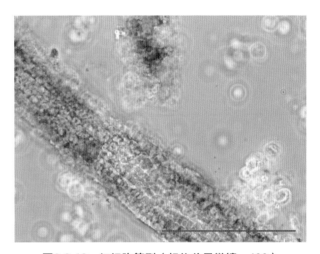

图2-2-12 红细胞管型（相位差显微镜×400）

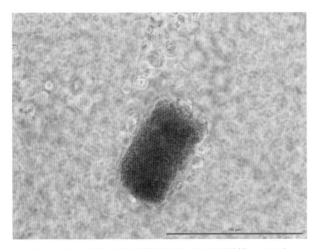

图2-2-13 短粗红细胞管型（相位差显微镜×400）

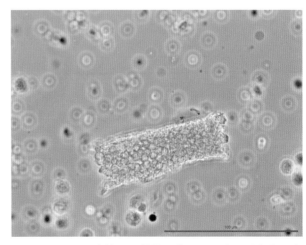

图2-2-14 红细胞管型，背景为大量红细胞和散在白细胞（相位差显微镜×400）

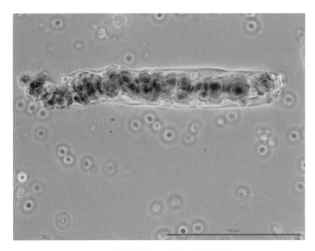

图2-2-15　红细胞管型（相位差显微镜×400）

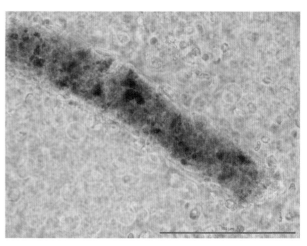

图2-2-16　陈旧红细胞管型，背景有大量红细胞（相位差显微镜×400）

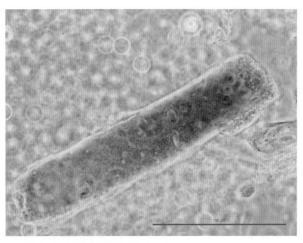

图2-2-17　红细胞管型向蜡样管型过度，背景有大量红细胞（相位差显微镜×400）

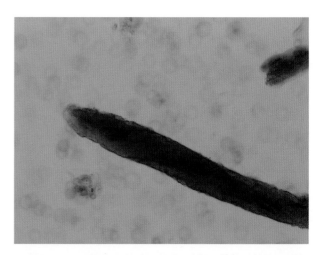

图2-2-18　红细胞已被破坏成血红蛋白管型（相位差显微镜×400）

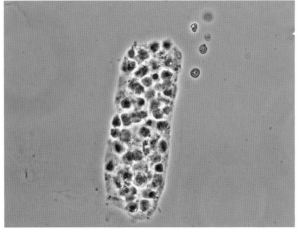

图2-2-19　白细胞管型，体积粗大（相位差显微镜×400）

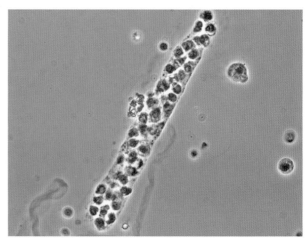

图2-2-20　白细胞管型，周围有几个白细胞和红细胞（相位差显微镜×400）

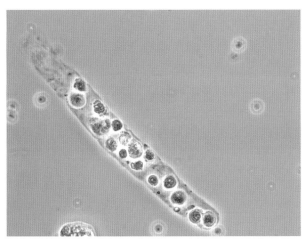

图2-2-21　白细胞管型，管内细胞排列疏松（相位差显微镜×400）

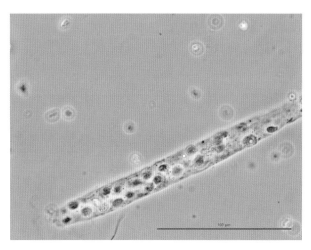

图2-2-22　白细胞管型（相位差显微镜×400）

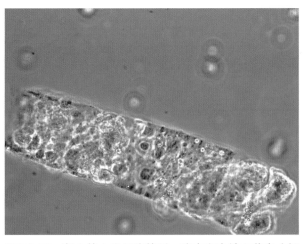

图2-2-23　肾小管上皮细胞管型，胞内有含铁血黄素（相位差显微镜×400）

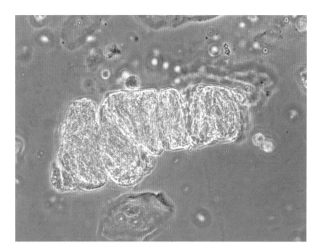

图2-2-24　肾小管上皮细胞管型，似瓦盖状排列（相位差显微镜×400）

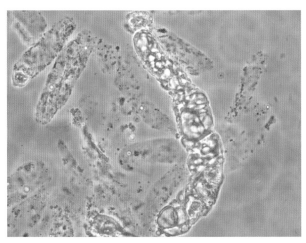

图2-2-25　肾小管上皮细胞管型，患者为重症急性肾小管坏死（相位差显微镜×400）

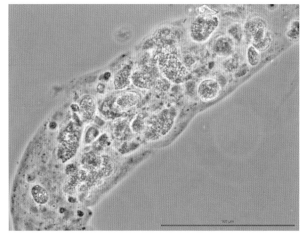

图2-2-26　肾小管上皮细胞管型，可称宽大管型（相位差显微镜×400）

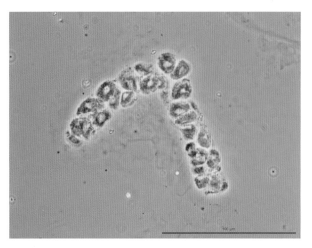

图2-2-27　肾小管上皮细胞管型（相位差显微镜×400）

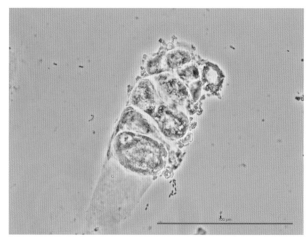

图2-2-28　肾小管上皮细胞管型（相位差显微镜×400）

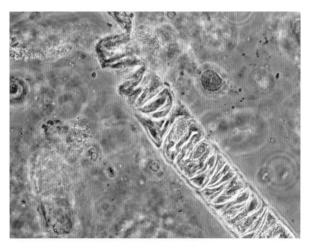

图2-2-29　肾小管上皮细胞管型，似瓦盖状排列（相位差显微镜×400）

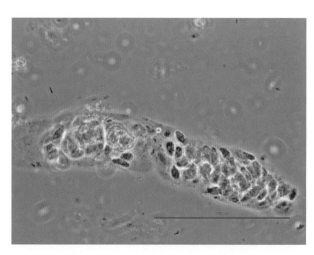

图2-2-30　肾小管上皮细胞管型（相位差显微镜×400）

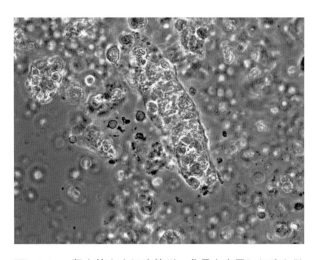

图2-2-31　肾小管上皮细胞管型，背景有大量红细胞和散在肾小管上皮细胞（相位差显微镜×400）

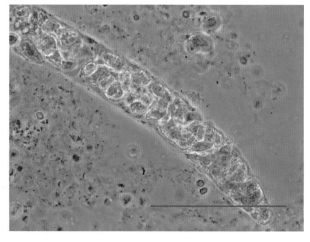

图2-2-32　肾小管上皮细胞，内含红细胞和血红蛋白（相位差显微镜×400）

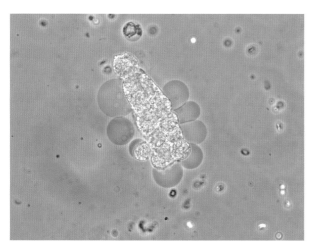

图2-2-33　肾小管上皮细胞管型，细胞内含大量脂滴（相位差显微镜×400）

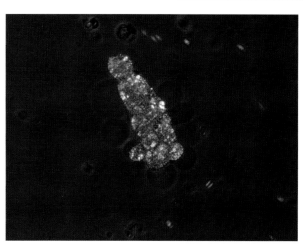

图2-2-34　肾小管上皮细胞管型、胞内脂滴显示马耳他十字微粒（偏振光显微镜×400）

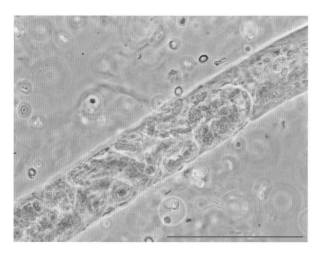

图2-2-35　红细胞与上皮细胞混合管型（相位差显微镜×400）

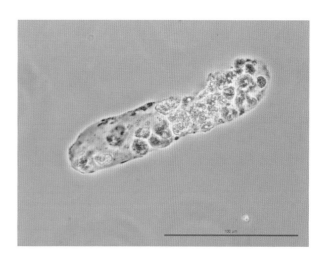

图2-2-36　混合管型含上皮细胞和白细胞及少量红细胞（相位差显微镜×400）

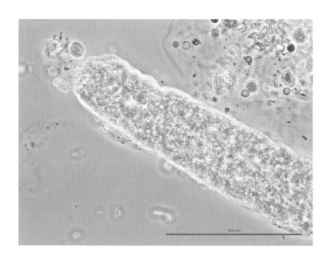

图2-2-37　颗粒管型（相位差显微镜×400）

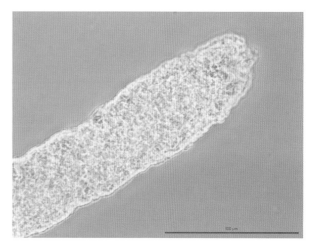

图2-2-38　颗粒管型（相位差显微镜×400）

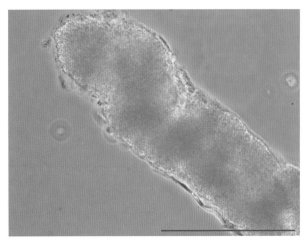

图2-2-39 颗粒管型（相位差显微镜×400）

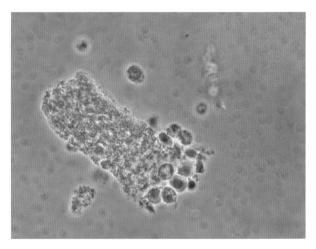

图2-2-40 颗粒管型伴白细胞（相位差显微镜×400）

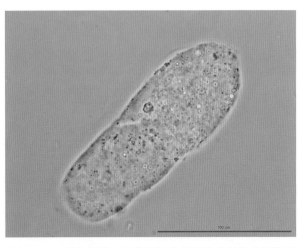

图2-2-41 颗粒管型，部分颗粒为脂肪滴（相位差显微镜×400）

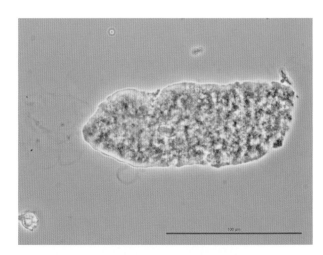

图2-2-42 颗粒管型（相位差显微镜×400）

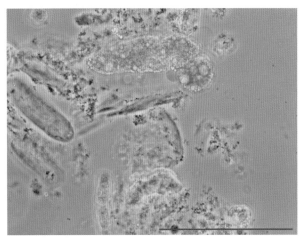

图2-2-43 脂肪管型，管型内有大脂肪滴（相位差显微镜×400）

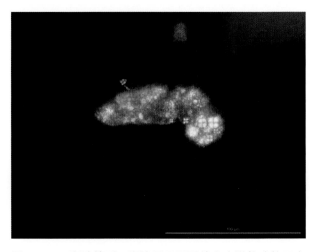

图2-2-44 脂肪管型，脂滴显示马耳他十字微粒（偏正光显微镜×400）

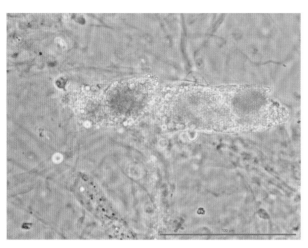

图2-2-45 脂肪管型，管型内有大脂肪滴，背景有黏液丝（相位差显微镜×400）

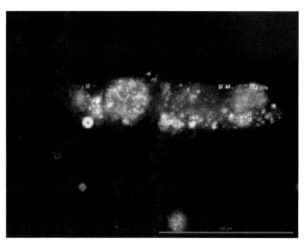

图2-2-46 脂肪管型，脂滴显示马耳他十字微粒（偏振光显微镜×400）

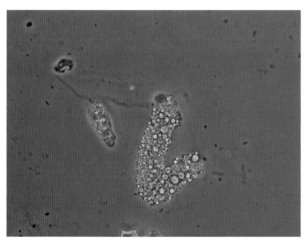

图2-2-47 脂肪管型，管型内有大脂肪滴（相位差显微镜×400）

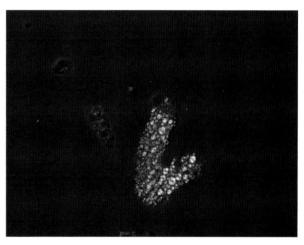

图2-2-48 脂肪管型，脂滴显示马耳他十字微粒（偏振光显微镜×400）

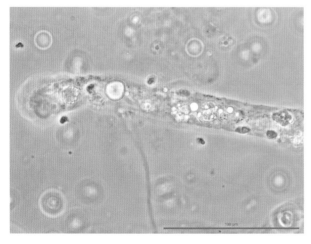

图2-2-49 脂肪管型，管型内有大脂肪滴，背景有散在红细胞（相位差显微镜×400）

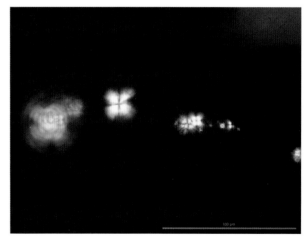

图2-2-50 脂肪管型，脂滴显示马耳他十字微粒（偏振光显微镜×400）

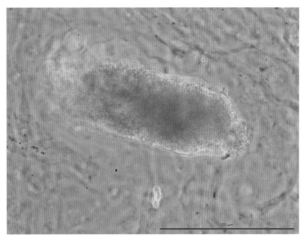

图2-2-51　脂肪管型，管型内有大脂肪滴，背景有黏液丝（相位差显微镜×400）

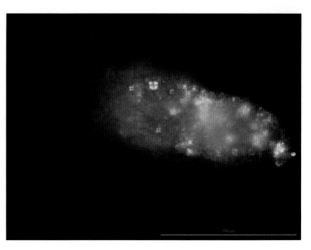

图2-2-52　脂肪管型，脂滴显示马耳他十字微粒（偏振光显微镜×400）

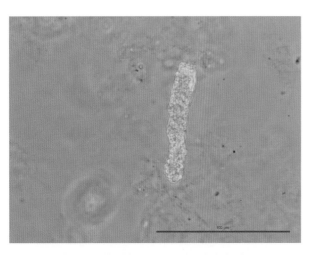

图2-2-53　脂肪颗粒（相位差显微镜×400）

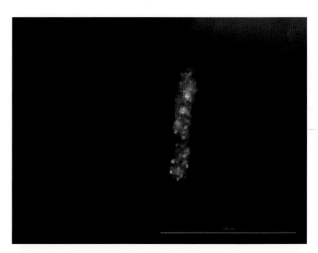

图2-2-54　脂肪管型，脂滴显示马耳他十字微粒（偏振光显微镜×400）

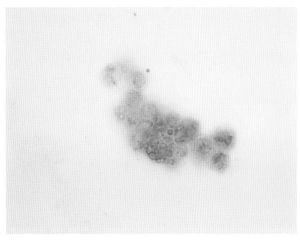

图2-2-55　脂肪管型，苏丹Ⅲ染色（油镜×100）

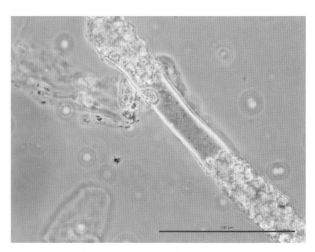

图2-2-56　前蜡样管型，管型两端为颗粒（相位差显微镜×400）

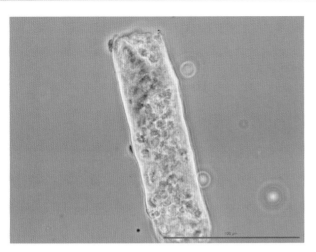

图2-2-57　前蜡样管型，管型内有白细胞（相位差显微镜×400）

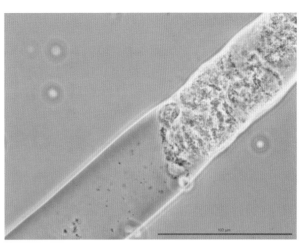

图2-2-58　前蜡样管型，管型由颗粒和蜡样两部分组成，颗粒管型中含白细胞（相位差显微镜×400）

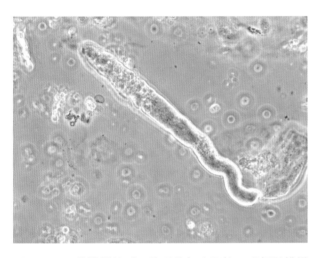

图2-2-59　前蜡样管型，管型前部为颗粒，后部呈蜡样（相位差显微镜×400）

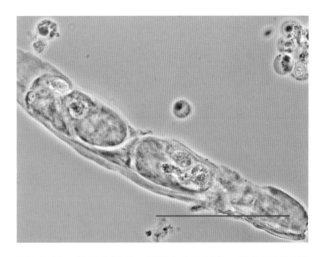

图2-2-60　前蜡样管型，管型含有核细胞，部分区域呈蜡样，周边有白细胞（相位差显微镜×400）

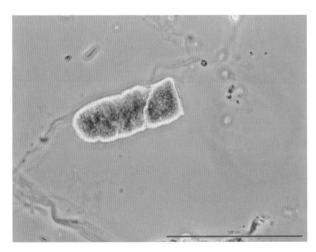

图2-2-61　蜡样管型呈棕色，折光性强，可能来自红细胞管型（相位差显微镜×400）

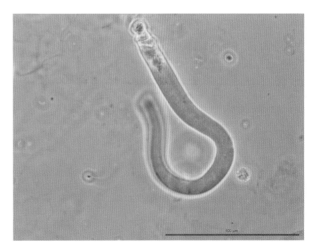

图2-2-62　蜡样管型（相位差显微镜×400）

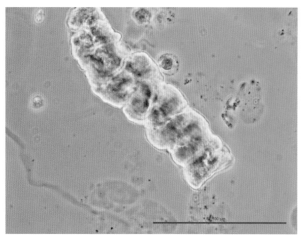

图2-2-63　蜡样管型和单个核细胞（相位差显微镜×400）

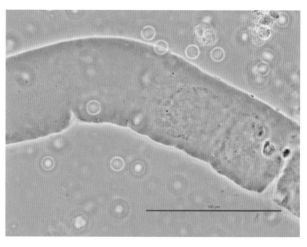

图2-2-64　蜡样管型，体积粗长，边缘有切迹（相位差显微镜×400）

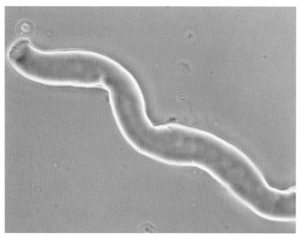

图2-2-65　蜡样管型，质地致密、细长（相位差显微镜×400）

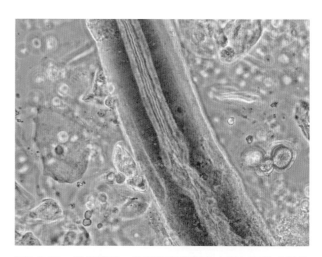

图2-2-66　蜡样管型，体积粗长背景有大量红细胞（相位差显微镜×400）

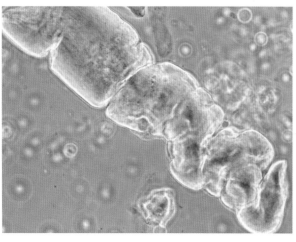

图2-2-67　蜡样管型，质地致密、粗长，两边有大量切迹（相位差显微镜×400）

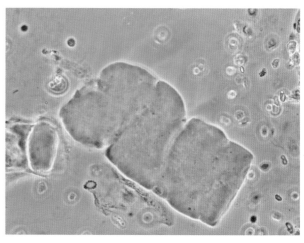

图2-2-68　蜡样管型，较短粗，两边有切迹（相位差显微镜×400）

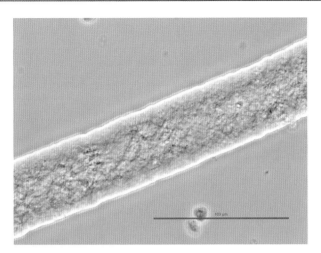

图2-2-69　蜡样管型，周边质地致密，中间疏松（相位差显微镜×400）

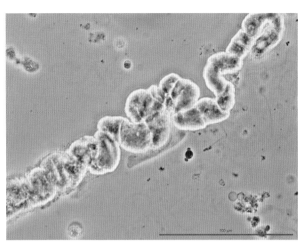

图2-2-70　蜡样管型扭曲，呈麻花样（相位差显微镜×400）

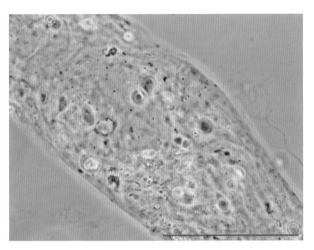

图2-2-71　宽大管型（相位差显微镜×400）

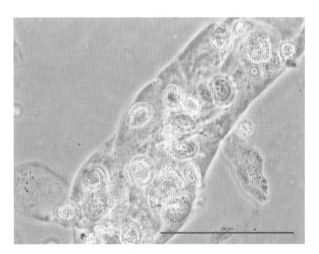

图2-2-72　宽大管型（相位差显微镜×400）

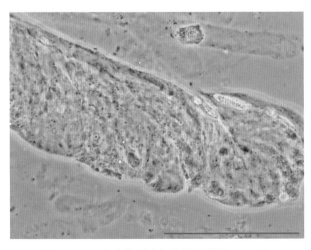

图2-2-73　宽大管型（相位差显微镜×400）

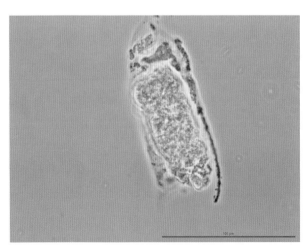

图2-2-74　套叠管型，中心为颗粒管型，周边为透明管型，边缘蜡样变（相位差显微镜×400）

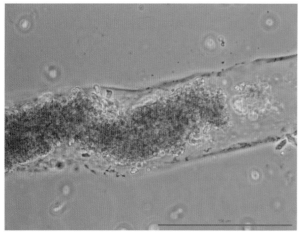

图2-2-75 套叠管型，中心为红细胞管型，周边为透明管型(相位差显微镜x400）

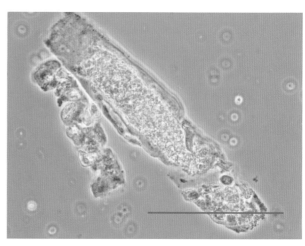

图2-2-76 套叠管型，由颗粒管型和透明管型构成，左侧为细胞管型（相位差显微镜×400）

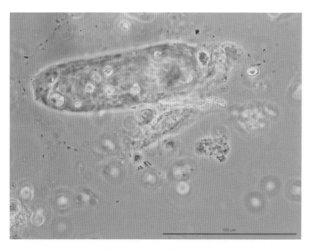

图2-2-77 尿酸结晶管型（相位差显微镜×400）

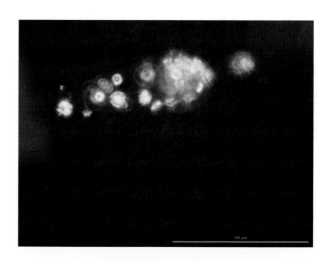

图2-2-78 尿酸结晶管型（偏振光显微镜×400）

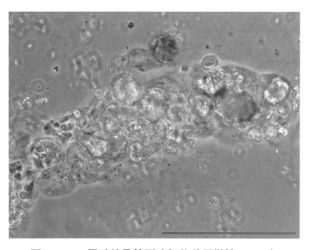

图2-2-79 尿酸结晶管型（相位差显微镜×400）

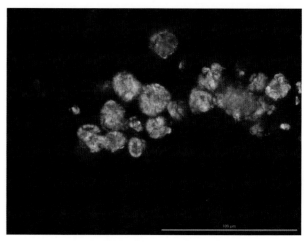

图2-2-80 尿酸结晶管型（偏振光显微镜×400）

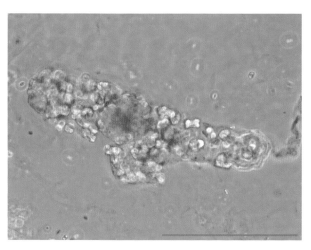

图2-2-81 尿酸结晶管型,管型下方粘连尿酸结晶(相位差显微镜×400)

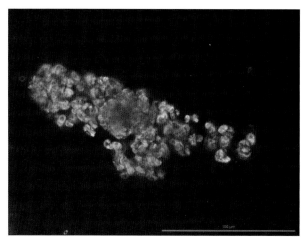

图2-2-82 尿酸结晶管型(偏振光显微镜×400)

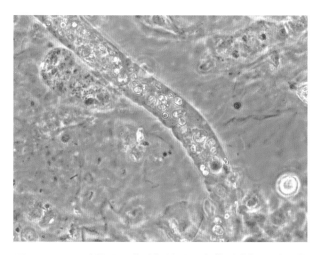

图2-2-83 尿酸结晶和草酸钙结晶混合管型(相位差显微镜×400)

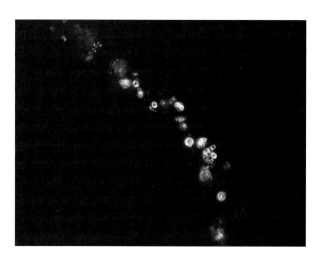

图2-2-84 尿酸结晶和草酸钙结晶混合管型(偏振光显微镜×400)

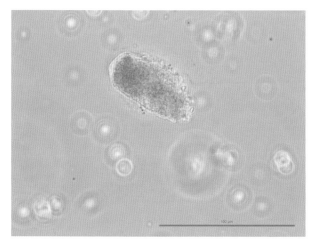

图2-2-85 黄疸管型,周边有红细胞(相位差显微镜×400)

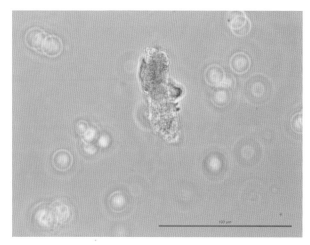

图2-2-86 黄疸管型,周边有红细胞(相位差显微镜×400)

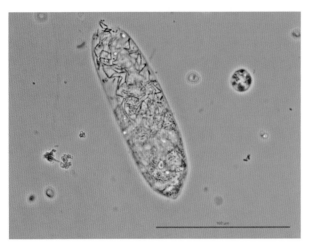

图2-2-87　透明管型有大量细菌（相位差显微镜×400）

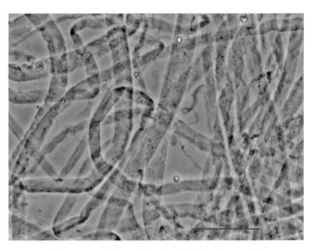

图2-2-88　黏液丝（相位差显微镜×200）

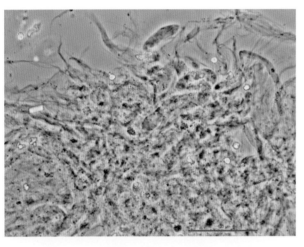

图2-2-89　黏液丝（相位差显微镜×200）

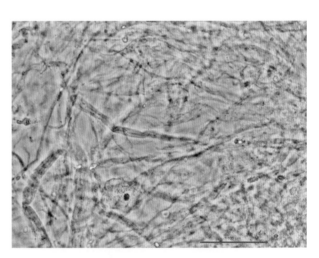

图2-2-90　黏液丝（相位差显微镜×200）

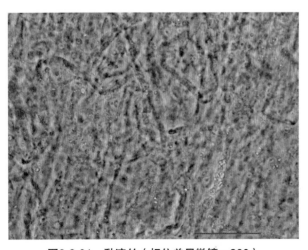

图2-2-91　黏液丝（相位差显微镜×200）

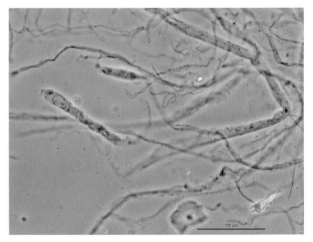

图2-2-92　黏液丝（相位差显微镜×200）

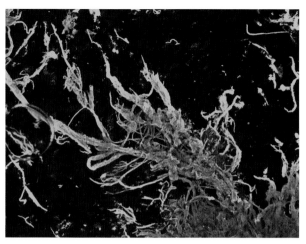

图2-2-93　黏液丝（兔抗人尿调蛋白抗体UMOD-FITC2，免疫荧光染色）（荧光显微镜×400）

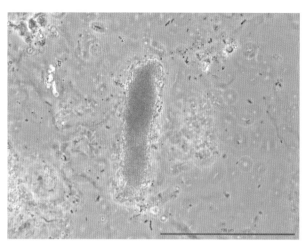

图2-2-94　假管型，无定形磷酸盐结晶与黏液丝（相位差显微镜×400）

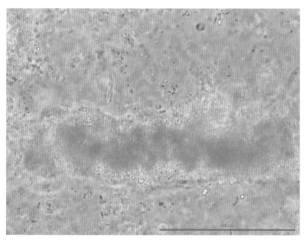

图2-2-95　假管型，无定形磷酸盐结晶与黏液丝（相位差显微镜×400）

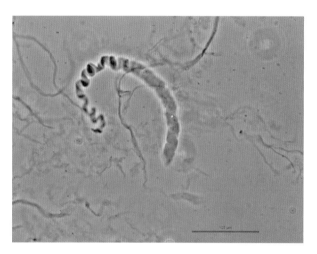

图2-2-96　圆柱体（相位差显微镜×200）

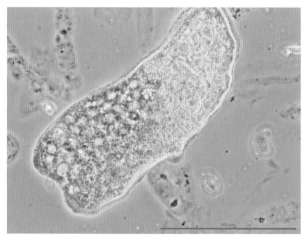

图2-2-97　性质未明（相位差显微镜×400）

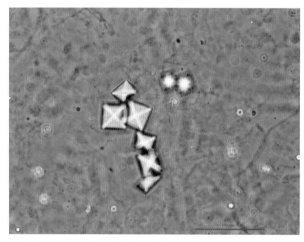

图2-3-1　双水草酸钙结晶（相位差显微镜×200）

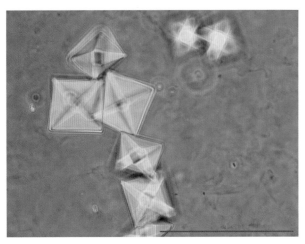

图2-3-2　双水草酸钙结晶（相位差显微镜×400）

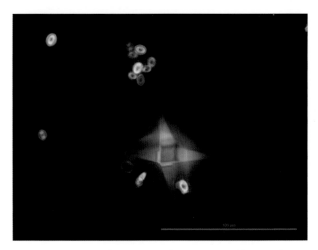

图2-3-3　双水草酸钙结晶（偏振光显微镜×400）

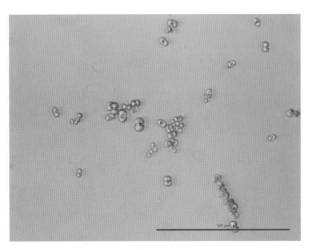

图2-3-4　单水草酸钙结晶呈哑铃形（相位差显微镜×400）

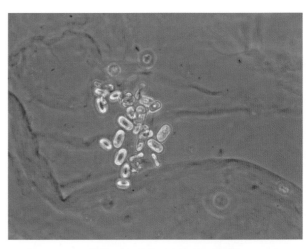

图2-3-5　单水草酸钙结晶（相位差显微镜×400）

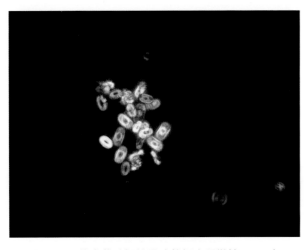

图2-3-6　单水草酸钙结晶（偏振光显微镜×400）

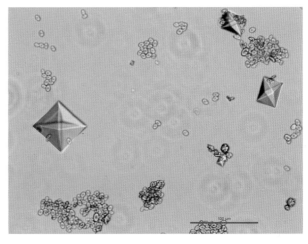

图2-3-7　双水草酸钙结晶和单水草酸钙结晶（相位差显微镜×200）

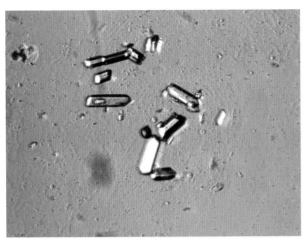

图2-3-8　磷酸铵镁结晶（相位差显微镜×100）

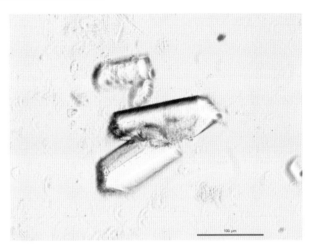

图2-3-9　磷酸铵镁结晶（相位差显微镜×200）

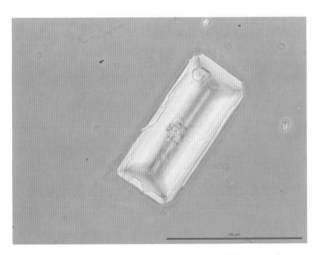

图2-3-10　磷酸铵镁结晶（相位差显微镜×400）

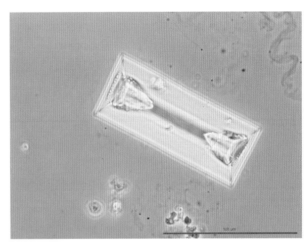

图2-3-11　磷酸铵镁结晶（相位差显微镜×400）

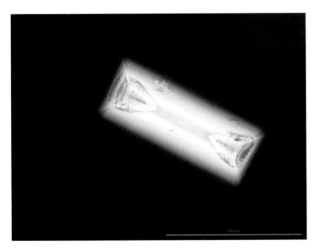

图2-3-12　磷酸铵镁结晶（偏振光显微镜×400）

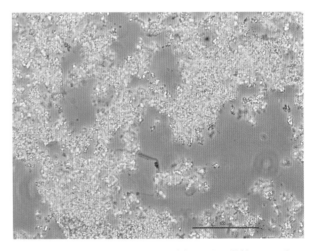

图2-3-13　无定形磷酸盐结晶（相位差显微镜×200）

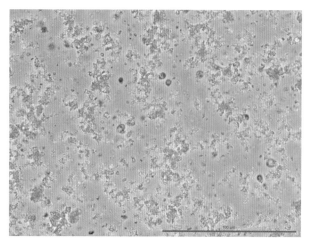

图2-3-14 无定形磷酸盐结晶（相位差显微镜×200）

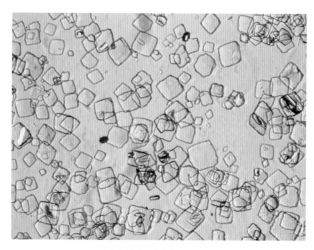

图2-3-15 尿酸结晶（相位差显微镜×200）

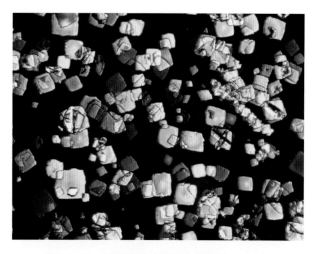

图2-3-16 尿酸结晶（偏振光显微镜×200）

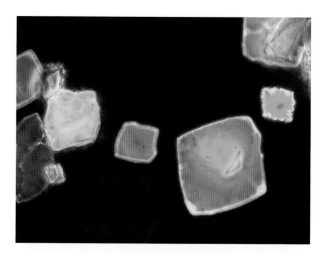

图2-3-17 尿酸结晶（偏振光显微镜×400）

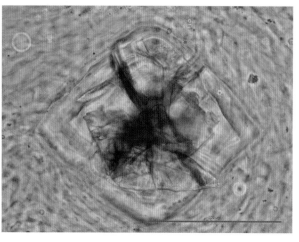

图2-3-18 巨大尿酸结晶（相位差显微镜×400）

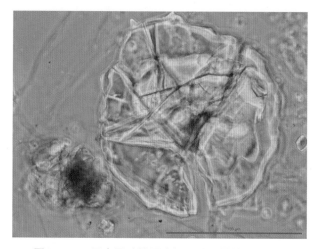

图2-3-19 巨大尿酸结晶（相位差显微镜×400）

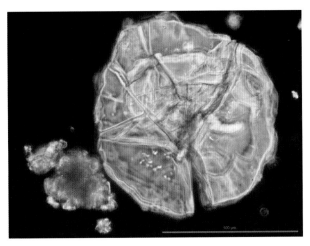

图2-3-20 巨大尿酸结晶（偏振光显微镜×400）

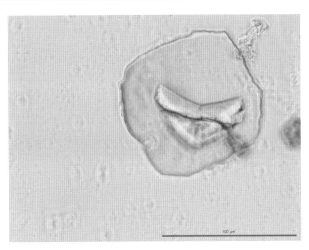

图2-3-21 尿酸结晶（相位差显微镜×400）

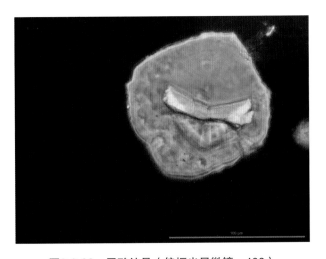

图2-3-22 尿酸结晶（偏振光显微镜×400）

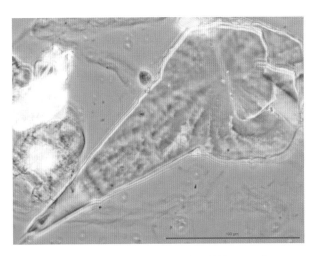

图2-3-23 尿酸结晶（相位差显微镜×400）

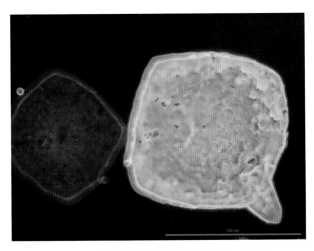

图2-3-24 尿酸结晶（偏振光显微镜×400）

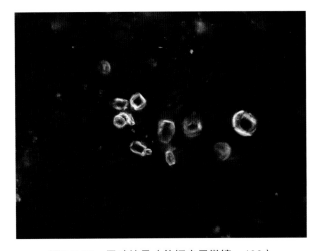

图2-3-25 尿酸结晶（偏振光显微镜×400）

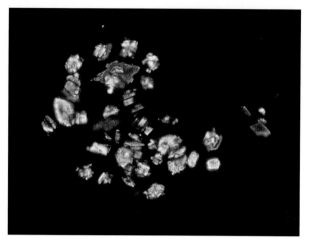

图2-3-26 尿酸结晶（偏振光显微镜×400）

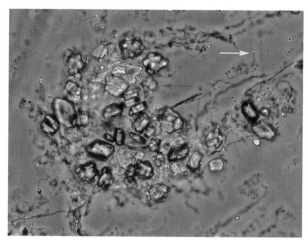

图2-3-27 尿酸结晶（蓝色箭头）和多数精子（黄色箭头）（相位差显微镜×400）

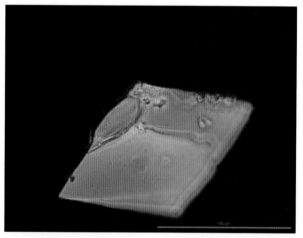

图2-3-28 尿酸结晶（偏振光显微镜×400）

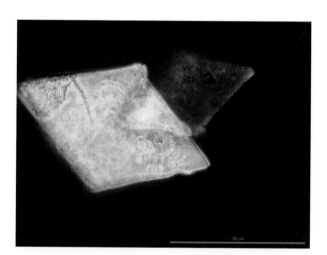

图2-3-29 尿酸结晶（偏振光显微镜×400）

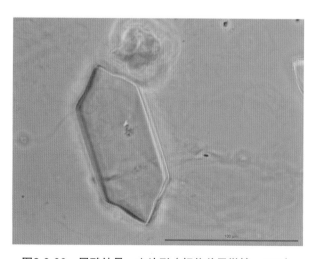

图2-3-30 尿酸结晶，六边形（相位差显微镜×400）

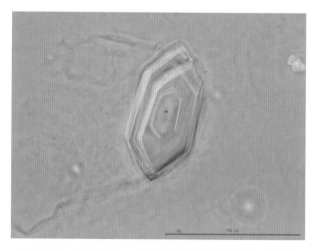

图2-3-31 尿酸结晶，六边形（相位差显微镜×400）

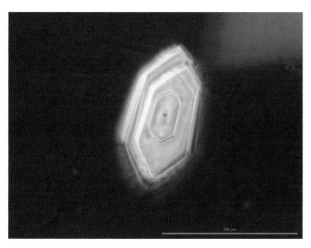

图2-3-32　尿酸结晶（偏振光显微镜×400）

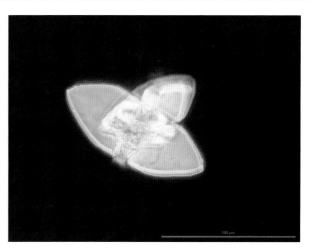

图2-3-33　尿酸结晶（偏振光显微镜×400）

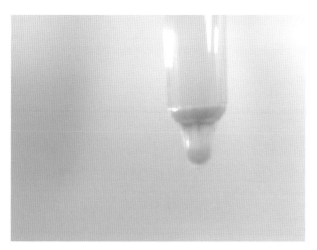

图2-3-34　黄色沉淀为尿酸结晶

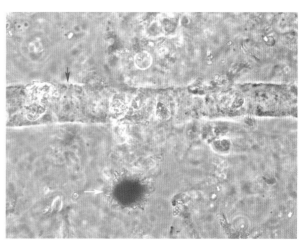

图2-3-35　尿酸铵结晶（黄色箭头）和管型含上皮细胞（蓝色箭头）（相位差显微镜×400）

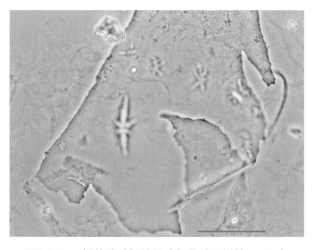

图2-3-36　板状磷酸钙结晶（相位差显微镜×200）

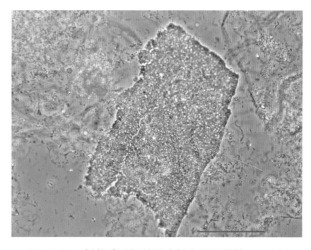

图2-3-37　板状磷酸钙结晶（相位差显微镜×200）

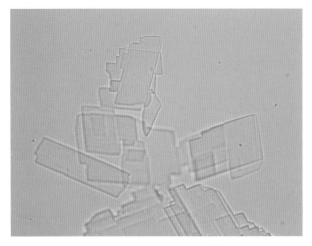

图2-3-38　胆固醇结晶

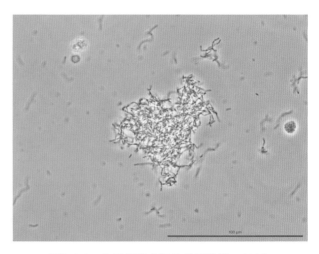

图2-4-1　大量杆菌（相位差显微镜×400）

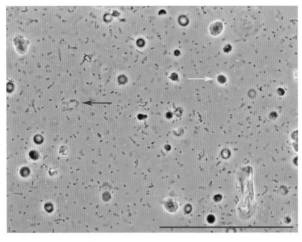

图2-4-2　大量细菌（蓝色箭头）和红细胞（黄色箭头）
（相位差显微镜×400）

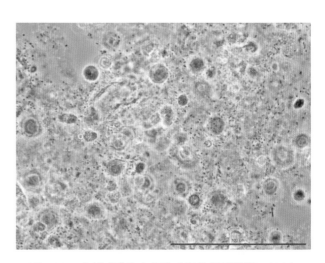

图2-4-3　大量球菌和白细胞（相位差显微镜×400）

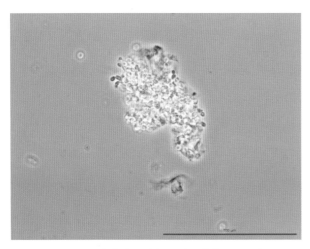

图2-4-4　真菌孢子（相位差显微镜×400）

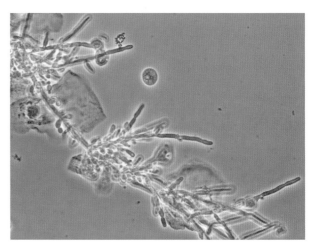

图2-4-5　真菌孢子（相位差显微镜×400）

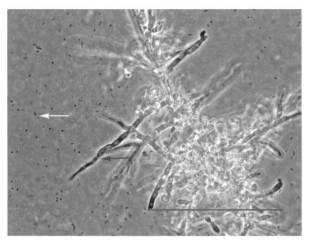

图2-4-6 真菌菌丝（蓝色箭头）和多数细菌（黄色箭头）（相位差显微镜×400）

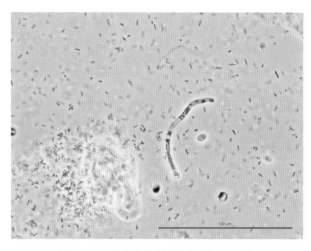

图2-4-7 真菌（相位差显微镜×400）

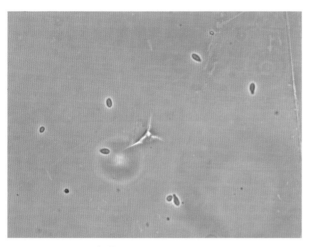

图2-4-8 真菌孢子（相位差显微镜×400）

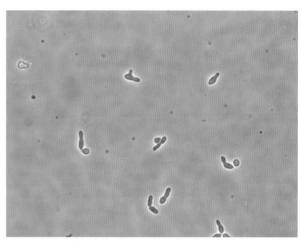

图2-4-9 真菌孢子在室温放置2小时，长出芽孢和菌丝（相位差显微镜×400）

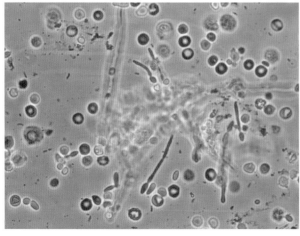

图2-4-10 真菌孢子、菌丝（蓝箭头），红细胞（黑箭头）（相位差显微镜×400）

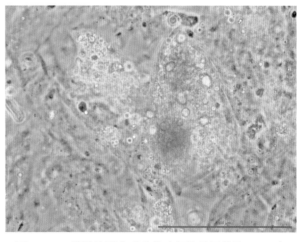

图2-4-11 脂肪滴聚集成小堆（相位差显微镜×400）

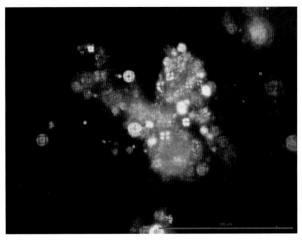

图2-4-12 脂肪滴呈马耳他十字微粒（偏振光显微镜 ×400）

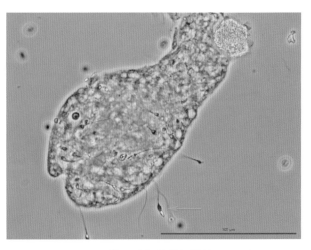

图2-4-13 精子（相位差显微镜×400）

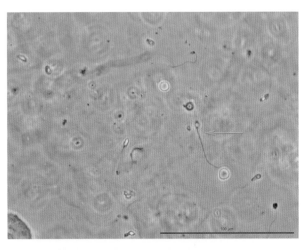

图2-4-14 精子（相位差显微镜×400）

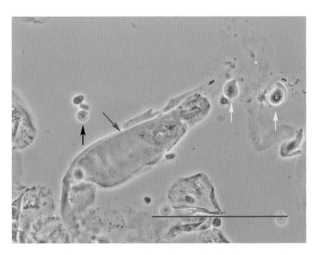

图2-4-15 滴虫（黄箭头），管型（蓝箭头），白细胞（黑箭头）（相位差显微镜×400）

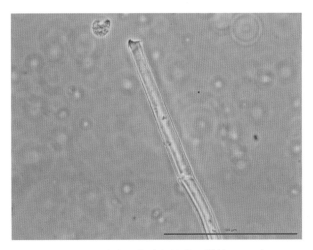

图2-4-16 外来异物（相位差显微镜×400）

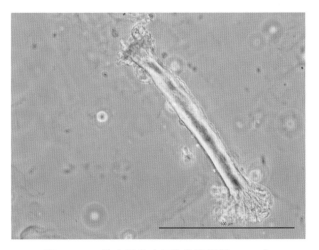

图2-4-17 外来异物（相位差显微镜×400）

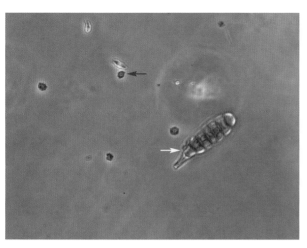

图2-4-18　链格孢孢子（黄色箭头）和红细胞（蓝色箭头）（相位差显微镜×400）

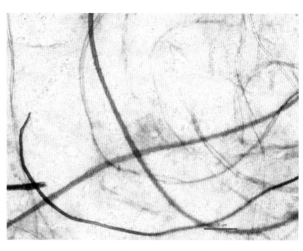

图2-4-19　纤维（相位差显微镜×400）

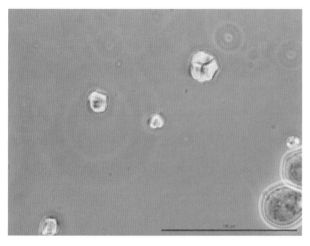

图2-4-20　淀粉颗粒（相位差显微镜×400）

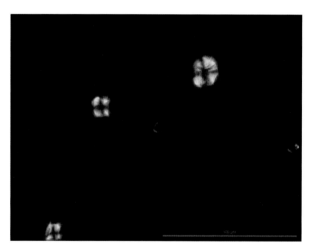

图2-4-21　淀粉颗粒（偏振光显微镜×400）

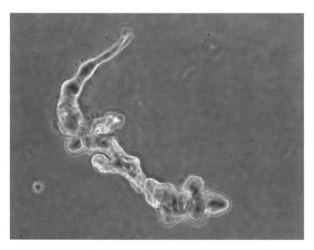

图2-4-22　性质未明（相位差显微镜×400）

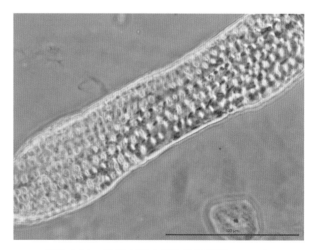

图2-4-23　性质未明（相位差显微镜×400）

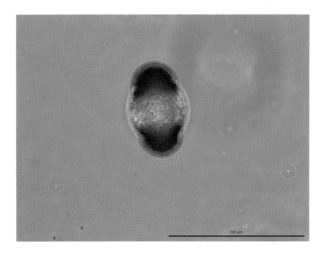

图2-4-24　不明外来物（相位差显微镜×400）

第三章 肾疾病的主要临床表现

肾疾病包括内科系统和泌尿外科系统的多种疾病。由于病变可累及肾的不同部位，可造成相应部位结构和功能的不同程度损伤，因而患者的临床表现既可非常单一，也可极其复杂。临床诊治的过程往往是一个"表型分析-功能评估-修正诊断-确定治疗"循环往复的动态思维过程。通常，临床医师会根据病人的主诉首先对病人的临床表现、尿常规检验结果和肾功能状况进行分析，初步确定其属于何种临床综合征；在此基础上再进一步进行必要的实验室检查、收集其他临床资料，对肾病变的可能部位、损伤程度、是否存在并发症或全身其他疾病等情况做出进一步判断。在临床资料不足以确诊或需要对治疗预后做出准确评估的情况下，则需要进行肾病理检查。因此，对肾疾病临床表现的正确认识和逻辑清晰的诊断分析思路对患者的正确诊治尤为重要。

第一节 血 尿

血尿（hematuria）是指排入尿液中的红细胞数量异常。正常成人每天约有一百万个红细胞排入尿液，经取样、离心等处理，尿沉渣镜检红细胞1~3/高倍视野（HPF）。因此，红细胞≥3/HPF为异常。血尿可分为镜下血尿（用显微镜观察）和肉眼血尿，通常1 L尿液中含1 ml血液即可呈现红色的肉眼血尿（图3-1-1）。

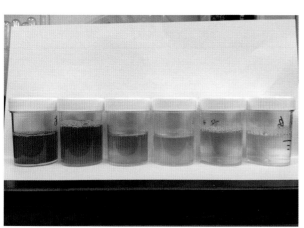

图3-1-1 尿液外观，自左至右：1~2为肉眼血尿、3~6颜由色深黄色至浅黄

血尿主要见于泌尿系统疾患，但全身或泌尿系统邻近器官的疾病也可引起血尿。其临床特征可为无症状或伴随各种症状的镜下或肉眼血尿。

由于血尿病因复杂、临床表现多样，因此在诊断过程中应注意患者相关病史、体格检查和实验室数据的变化。可参考以下程序进行分析。

1.确定血尿的真实性 真性血尿的诊断依据是尿液显微镜检RBC≥3/HPF，并排除非红细胞红色尿和污染尿。引起非红细胞红色尿的常见原因包括：①体内代谢物（血红蛋白、肌红蛋白、胆红素、卟啉）；②食物（甜菜、大黄、黑莓、蓝莓等）；③药物（阿霉素、氯喹、去铁胺、左旋多巴、奎宁、利福平等）。引起假性血尿的常见污染物是月经、痔疮、外阴部疖肿。红色尿的鉴别见表3-1-1.

2.初筛血尿来源：采用相位差显微镜（最佳选择）或光学显微镜观察红细胞形态，通常可将血尿分为三类：①变形红细胞血尿，也称肾小球源血尿，其特点是红细胞大小不一致，形态多样，可有

表3-1-1 血尿、血红蛋白尿和肌红蛋白尿的鉴别

名称	苯胺/试带试验	离心尿上清液	尿沉渣镜检	血清颜色
血尿	阳性	清亮	有红细胞	清亮
血红蛋白尿	阳性	红色	无红细胞	红色
肌红蛋白尿	阳性	红棕色	无红细胞	清亮

面包圈样、草莓样、花环样、荷叶样、古钱样、棘红细胞（面包圈基础上向外凸出小泡）等，提示红细胞来自肾实质。②均一红细胞血尿：也称非肾小球源血尿，其特点是红细胞大小基本一致，形态单一，提示血尿来自泌尿道。③混合型血尿：既有变形也有形态基本正常的红细胞，以往曾根据这两类细胞占比何者为主，区分肾小球来源或泌尿道来源的血尿。近年来发现，在肾小球疾病的急性期，如小血管炎的肾损伤、IgA肾病、新月体性肾炎等伴有肾小球毛细血管袢坏死病变时，往往可发现正常红细胞为主的混合型血尿，随病程延缓其正常红细胞比例减少或消失。

3.初步判定血尿的可能病因：可以结合患者的不同临床特点及检查分别考虑并综合分析如下。

（1）年龄：儿童血尿多见于急性肾小球肾炎，如有肾疾患家属史，应排除遗传性疾病。青壮年血尿常见于急、慢性肾小球肾炎，尿路感染或尿路结石。中老年（>40岁）血尿应注意除外恶性肿瘤。

（2）伴随症状：肾小球肾炎患者在血尿时多伴有蛋白尿、水肿、高血压，其血尿出现时间也有一些特点，如上呼吸道感染1~2天内出现血尿多见于IgA肾病；上呼吸道感染后1~2周出现血尿常见于链球菌感染后肾小球肾炎。血尿伴听力障碍和（或）眼部病变见于Alport综合征；病前或同时出现双下肢对称、分批出现的出血性皮疹见于过敏性紫癜肾炎；血尿伴有发热、皮疹、关节痛、脱发等系统性症状可见于狼疮肾炎；伴有尿路刺激征（尿频、尿急、尿痛）多见于泌尿系统炎症；伴有肾绞痛可见于尿路结石、肾乳头坏死或血块造成的尿路梗阻；无症状持续镜下血尿并有肾病家属史可见于薄基底膜肾病等。

（3）体格检查：血尿患者发现高血压、水肿见于肾小球肾炎；发现高血压、腹部肿块见于多囊肾；排尿后仍能触及膀胱，见于尿路梗阻；发现肋脊角紧张、敏感见于肾盂肾炎、肾结石、肾盂积水；发现肾区血管杂音见于血管病变。凡怀疑前列腺炎、前列腺肿瘤、附睾炎者必须做生殖器检查和肛门指检。

（4）辅助检查的选择：①超声检查，便捷、无创，可了解肾大小、肾皮质厚度，发现肾囊肿、占位性病变、结石等。②尿路影像学检查，计算机断层扫描（CT）加或不加对比剂，可鉴别结石、肾肿瘤和腹部非泌尿系统占位性病变。③肾小球来源血尿者需检查尿蛋白定量、肾功能，必要时需做肾活检病理诊断。④泌尿道来源血尿者必要时要进行膀胱镜检查、尿脱落细胞学检查、分子标记物检查等。⑤持续无症状镜下血尿原因未明者，应在门诊定期随访。

第二节 蛋 白 尿

1.定义 尿液中蛋白质含量>150 mg/24 h（成人）和>300 mg/24 h（儿童）为蛋白尿（proteinuria）。正常人尿常规检查蛋白质为阴性，阳性则提示蛋白尿。

2.尿蛋白的检测方法 检测方法有以下几种。①试带半定量试验：结果以加号表示，其等级与蛋白质浓度关系见表3-2-1。该方法主要检测尿液中的白蛋白，对球蛋白和免疫球蛋白轻链不敏感，尿液过碱性时可能产生尿蛋白假阳性。最

表3-2-1 尿液试带加号等级与蛋白质浓度的关系

试纸加号等级	蛋白质浓度mg/dl
阴性	<15
微量	15~30
1+	30~100
2+	100~300
3+	300~1 000
4+	>1 000

近已有可检测微量白蛋白和肌酐的特殊试带。②硫柳酸沉淀比浊法：可以检测尿液中的白蛋白、球蛋白、免疫球蛋白轻链，适用于大量蛋白尿。③尿蛋白定量：需收集24 h尿液，测定蛋白质总量；如收集尿标本有困难，可采用一次晨尿检测蛋白/肌酐（g/g）比值。④尿蛋白电泳分析：可鉴别各类蛋白质。⑤尿免疫固定蛋白电泳或免疫电泳：可区分尿中的免疫球蛋白轻链、重链。

3.尿蛋白的来源　与肾小球滤过和肾小管重吸收及排泌功能有关。其中：①血液从肾小球滤过时，滤过膜的机械屏障（孔径屏障）和电荷屏障阻挡血细胞和大、中分子蛋白质滤过，而小分子蛋白质，如 β_2-微球蛋白、溶菌酶、免疫球蛋白轻链及少量白蛋白被滤过；②滤液流经肾小管，其中98%以上蛋白被近端肾小管回吸收；③尿路细胞分泌少量T-H（Tamm-Horsfall）蛋白、IgA、尿激酶等。最终由滤过的、未被肾小管吸收的和尿路分泌的蛋白共同组成生理性尿蛋白（30～130 mg/d）。

病理状态下，免疫或非免疫炎症、毒物、缺血、药物、代谢及先天缺陷导致滤过膜屏障或肾小管细胞损伤，尤其是足细胞损伤，可产生不同程度的蛋白尿。另外肾小球滤过压、血浆蛋白质浓度等也影响尿蛋白的产生。

4.蛋白尿的分类　临床常用的分类方法如下。

（1）根据蛋白尿发生机制：可分为肾小球性蛋白尿、肾小管性蛋白尿、溢出性蛋白尿、组织性蛋白尿（表3-2-2）。

（2）根据尿蛋白量：可分为肾病综合征范围

蛋白尿（≥3.5 g/d）和非肾病综合征范围蛋白尿。

（3）根据蛋白尿的性质：可分为生理性蛋白尿和病理性蛋白尿。前者为发热、高温作业、剧烈运动、极度寒冷等时出现的一过性蛋白尿，肾组织无器质性病变；而病理性蛋白尿者肾有器质性病变，多表现为持续性蛋白尿。另有直立性蛋白尿，即直立位时出现蛋白尿、卧位时消失，多见于青少年，尿蛋白量<1 g/d、尿沉渣镜检阴性，可以直立试验辅助诊断。无论是生理性蛋白尿或直立性蛋白尿，应有较长期追踪随访才可确认。

（4）根据尿蛋白的分子量：可分为选择性蛋白尿和非选择性蛋白尿。通常用IgG和转铁蛋白的比值即选择指数（selectivity index，SI）表示，SI<0.1称为选择性蛋白尿，见于微小病变肾病；非选择性蛋白尿（大小分子混合），见于其他各种肾小球病变。

5.蛋白尿的临床意义　蛋白尿在临床上很常见，是肾疾病的主要症状之一，也是肾疾病诊断和治疗方案制订的依据，又可作为判断药物疗效、监测疾病进展和预后的重要指标。研究提示，蛋白尿是肾疾病进展的主要因素：①大量蛋白尿可引起足细胞损伤和脱落、引起系膜细胞增殖和细胞外基质聚积、改变足细胞与内皮细胞间相互作用，影响滤膜屏障功能，加重蛋白尿和致肾小球硬化；②蛋白尿可造成肾小管上皮细胞超负荷重吸收，诱导小管细胞表达趋化因子和激活补体，转而导致肾小管细胞凋亡、间质炎症细胞浸润、细胞外基质聚集、间质纤维化，进而导致肾功能异常。此外，蛋白尿也是慢性肾病患者心血管事件的危险因素。

表3-2-2　蛋白尿分类			
类型	发生机制	特点	常见病因
肾小球性蛋白尿	肾小球滤过屏障损伤	蛋白量大、白蛋白为主	多种肾小球疾病
肾小管性蛋白尿	肾小管功能缺陷或损伤，正常肾小球滤出的小分子蛋白质不能有效重吸收	蛋白量小，通常<2 g/d，为小分子蛋白	多种肾小管功能异常或肾小管间质性疾病
溢出性蛋白尿	血液中存在大量小分子异常蛋白质，超出肾小管重吸收能力	血液和尿液同时存在异常蛋白，如骨髓瘤轻链蛋白、血红蛋白、肌红蛋白	多发性骨髓瘤、血管内溶血、横纹肌溶解等
组织性蛋白尿	肾组织分泌或组织损伤	蛋白量很少，一般<0.5 g/d，为特殊蛋白	肿瘤、炎症

第三节 水 肿

1.定义及特征 血管外组织间隙有过多的液体积聚即称为水肿（edema）。液体积聚超过体重的4%～5%可表现为显性水肿。引起水肿的原因很多，有心源性、肾源性、肝源性、营养不良性、内分泌性水肿等，其中肾源性水肿是肾疾病常见的临床表现之一。肾源性水肿的特点是常始发于组织疏松部位，如晨起眼睑水肿、午后足踝部可凹性水肿，长时间卧床者可见于腰骶部或体位较低侧，若未经治疗常发展迅速，可于数日或数周内延及全身。严重水肿常见于肾病综合征患者，除体表水肿外尚可伴有浆膜腔积液（腹水、胸腔积液、心包积液）、消化道黏膜水肿（表现为呕吐、腹泻、腹胀等症状），部分重症患者还可出现皮肤水疱、皮肤剥落，形成难治性皮肤溃疡。

2.发生机制 正常人体组织液处于动态平衡的状态，因而并无水肿。维持血管内外液体平衡的主要因素是血浆和组织胶体渗透压、血液和组织静水压、毛细血管通透性以及淋巴液回流，当任何原因造成上述因素异常时均会发生水肿，包括：①血浆胶体渗透压下降，常因血浆白蛋白浓度降低或营养不良所致。②毛细血管静水压增高，常因循环血容量增加或静脉回流障碍所致。③毛细血管通透性增高，常因各种细菌或病毒感染、炎症、缺血或缺氧等原因所致。④淋巴液回流障碍，可因淋巴管阻塞所致。肾源性水肿常见两种类型，其一为低血容量型，多见于肾病综合征患者，因尿液中大量蛋白流失可造成低白蛋白血症，进而引起血浆胶体渗透压下降，组织间液增加而有效循环血容量不足，后者激活肾素-血管紧张素-醛固酮系统使肾小管对钠重吸收增加，导致水钠潴留；其二为血容量正常或增加型，见于肾小球肾炎或部分肾病综合征患者，其病变并未影响血容量，也未影响肾素-血管紧张素-醛固酮系统的激活，可能是直接导致肾对水钠的调节障碍，导致原发性水钠潴留。

3.临床意义 临床上，肾源性水肿可以单独存在，也可伴有高血压、尿量减少。实验室检查常可发现蛋白尿、血尿，部分患者可有低白蛋白血症或肾功能异常。水肿的严重程度与肾病变的严重程度不完全相关，但即使是轻度水肿也会使患者产生肢体沉重、腰部不适、乏力等不适感。严重水肿在体表可造成水肿部位的皮肤水疱、脱落、感染；若伴有大量胸腔、心包积液或肺间质水肿，会引起呼吸困难和心肺功能不全；若伴有腹腔积液易出现肠功能紊乱或腹腔炎症感染；若患者长期低钠饮食和大量应用利尿剂，还可造成低血容量性休克。

第四节 高 血 压

1.定义 非同日两次测量血压，如收缩压（SBP）≥140 mmHg和（或）舒张压（DBP）≥90 mmHg，即可诊断为高血压（hypertension）。2010年中国高血压指南制定的血压水平分类和定义详见表3-4-1。高血压可由多种病因引起，肾疾病是导致继发性高血压的主要病因之一。多数肾疾病会导致高血压，而原发性高血压也可导致肾损伤。

2.发生机制 正常人血压靠血液循环容量及外周血管阻力两大因素维系，肾作为排泄和内分泌器官，通过排钠、利尿保持血液循环容量平衡，并通过调节血管的收缩或舒张维持外周血管阻力稳定，以此来调节和维持正常人血压。任何原因导致循环血容量增高或外周血管阻力增高时，即可导致高血压。不同肾实质疾病、肾疾病的不同病期、高血

表3-4-1　血压水平分类和定义		
分类	SBP（mmHg）	DBP（mmHg）
正常血压	<120	<80
正常高值血压	120~139	80~89
高血压	≥140	≥90
一级高血压（轻度）	140~159	90~99
二级高血压（中度）	160~179	100~109
三级高血压（重度）	≥180	≥110
单纯收缩期高血压	≥140	<90

注：当SBP和DBP分属于不同级别时，以较高的分级为准

压的发生机制和临床表现均有所不同。

肾实质疾病导致的高血压称为肾实质性高血压，简称肾性高血压，常见于各类肾小球肾炎和肾病综合征，肾损害越重，高血压的发生率越高。其发生机制的首要因素是钠平衡失调：肾损伤时肾小球滤过率降低，使肾集合管Na^+-K^+-ATP酶活性增加、对心房钠尿肽抵抗，进而引起水钠潴留、循环血容量增加、心排出量增加，导致高血压发生。由此诱发的一系列代偿性病生理变化参与肾性高血压的发生，包括①肾素-血管紧张素-醛固酮系统（RAAS）激活；②交感神经系统兴奋；③内源性洋地黄类物质增加（可提高外周血管对缩血管物质的敏感性）。这些调节因素的变化均可进一步加重水钠潴留并使外周血管阻力增加，使得高血压持续并加重。此外，肾和血管内皮分泌的内源性抗高血压物质（如PGE_2、PGI_2、激肽、一氧化氮等）分别具有扩张血管、利钠排水、对抗RAAS的作用，在肾实质疾病时这些物质的减少也参与了高血压的发生。在慢性肾病的中晚期，继发性甲状旁腺功能亢进可致细胞内钙增高、血管收缩增强，是高血压发生及加重的重要因素。

肾血管疾病导致的高血压又称为肾血管性高血压，常见于动脉粥样硬化引起的肾动脉狭窄、纤维肌性发育不良或大动脉炎。其发病机制主要为肾缺血导致RASS激活、血管收缩，使得外周血管阻力增加，发生高血压；当病变累及双侧时，

肾的代偿性压力-排钠机制丢失使得水钠排泄障碍，导致水钠潴留、循环血容量增加，进一步加重高血压。

3.临床特点及意义　肾实质性高血压患者的病史中往往先有蛋白尿或血尿，随后出现高血压，在急性肾炎综合征时也可同时发现，可表现为轻、中度高血压或重度恶性高血压。肾性高血压需注意与以下疾病鉴别：①高血压肾损害（即良性高血压肾硬化症）：通常在高血压发病数年后出现，尿蛋白量<1 g/24 h，尿液有形成分很少。眼底检查有高血压视网膜病变，病史不清楚而有必要时可行肾活检病理诊断。②原发性醛固酮增多症引起的内分泌性高血压：常伴有低血钾、低肾素、高醛固酮血症或醛固酮/肾素比值>40。此外，肾血管性高血压者通常尿液异常不明显，肾小管功能异常出现早，部分患者两上肢血压不一致，双肾大小不一，腹部可能听到血管杂音，可选择彩色多普勒超声、肾动脉CT血管成像或磁共振血管成像明确诊断。

高血压可增加肾小球内毛细血管压力，促进肾小球硬化；也可引起肾缺血性损伤加快肾组织的纤维化进程。高血压是导致慢性肾病进展、肾功能恶化的重要因素之一。此外，长期高血压不仅能促进动脉硬化、损害心脏、易致心血管疾病的发生，同时亦是慢性肾病患者脑血管意外高发生率的重要因素。

第五节　尿量异常

尿量是反映机体调节水平衡的指标，正常成人24 h尿量为1200～1800 ml，易受饮水量、环境温度、机体代谢状况、疾病等因素影响。临床上尿量异常可表现为少尿、无尿、夜尿增多或多尿。

（一）少尿（oliguria）和无尿（anuria）

尿量<400 ml/d称为少尿，若尿量<100 ml/d即为无尿。当尿量<500 ml/d时，代谢产生的废物就不能完全从肾排出，因此，少尿及无尿即意味着肾衰竭，常见于各种病因导致的急性肾损伤或慢性肾病基础上发生的急性肾损伤。引起少尿/无尿的病因及临床特点主要有以下三个方面。

1.肾前性因素　由肾血流灌注不足导致的肾血流量减少、肾小球滤过率降低所致，肾实质本身无器质性病变。其主要病因包括：①有效循环血容量不足，包括失血、体液丢失（消化道、肾、皮肤黏膜）、低白蛋白血症、挤压综合征等；②心脏（急性心肌梗死、瓣膜病、心脏压塞）及肺部（肺动脉高压、肺栓塞）疾患；③血管过度扩张（败血症、休克、急性过敏、麻醉）；④肾单位血流调节能力下降，常见于在肾血流不足的情况下使用血管紧张素转换酶抑制剂、血管紧张素Ⅱ受体拮抗剂、非甾体消炎药、COX-2抑制剂。

肾前性少尿/无尿的临床特点：①存在上述肾血流灌注不足的疾病或诱因；②体检可有低血压、脱水征；③实验室检查发现尿常规检查基本正常，尿比重>1.020、尿渗透压>500 mOsm/（kg·H_2O）、血尿素/肌酐比值≥20:1。④及时纠正肾血流灌注不足，停用可疑药物后，若治疗及时短期内肾功能可恢复正常。

2.肾性因素　由肾实质病变所致肾小球和肾小管损伤所致。主要病因包括：①肾大血管病变（血栓、栓塞）；②肾小球疾病（急进性肾小球肾炎、重症狼疮肾炎、重症急性肾小球肾炎）或

微血管病变（先兆子痫和子痫、恶性高血压、溶血尿毒综合征、血栓性血小板减少性紫癜、胆固醇栓塞）；③肾小管（急性肾小管坏死）、肾间质（急性间质性肾炎）疾病；④其他原因（肾皮质坏死、终末期肾病等）。

肾性少尿/无尿的临床特点：①绝大多数患者能提供肾病史及以往诊治情况。②体检可能存在高血压、水肿甚至有胸腹腔积液，或有贫血。③实验室检查发现尿常规异常（血尿、蛋白尿、管型尿）；肾功能受损，尿比重<1.015、尿渗透压<350 mOsm/（kg·H_2O）、肾性糖尿、尿酶异常；肾功能指标异常。肾性少尿除终末期肾病外均为急性肾损伤引起，应进一步鉴别其病变定位系肾小球、肾小管间质或肾血管，力求尽早对具备适应证者行肾活体组织检查以明确诊断。

3.肾后性因素　主要由尿路梗阻引起，凡能引起自输尿管至尿道任何部位不通畅的因素，均可导致少尿或无尿，包括管内阻塞（结石、血块、坏死组织）、管壁收缩（瘢痕、肿瘤）、管外挤压（肿瘤、腹膜后纤维化）。

肾后性少尿/无尿的临床特点：①典型者表现为突发性无尿，可反复发作；②体检注意腹部有无肿块，低位尿路梗阻者耻骨上、两胁有无包块；③若获得尿标本，常规检查可能有均一型血尿或白细胞尿；④超声、影像学检查是重要的辅助诊断手段。通常梗阻解除后1～2周内肾功能可恢复正常。

（二）夜尿增多（nocturia）

夜尿增多是指夜间尿量超过白天尿量或者睡眠时尿量>750 ml，与夜尿次数增多是两个不同的概念。主要病因有：①精神因素导致夜尿增多；②表现为肢体下垂部位水肿的疾病（如心力衰竭、肾病综合征、肝硬化）因卧位时下肢水肿部的水分易返回循环中，致尿量增加；③7岁以下儿童及老年人夜尿增多（儿童可能因代谢旺盛，肾

调节功能尚不完善；老年人由于抗利尿激素分泌减少和肾浓缩功能下降导致尿量增加；④膀胱及前列腺等泌尿外科疾病；⑤饮水过多、使用利尿剂、患有尿崩症等，凡引起多尿的病因均可表现为夜尿增加。

（三）多尿（polyuria）

多尿是指成人尿量>2 500 ml/d，若尿量>4 000 ml/d则为尿崩症。

临床上根据多尿发生机制的不同可将其分为两类：①水利尿，患者的尿渗透压<150 mOsm/（kg·H$_2$O）。其病因包括遗传性（抗利尿激素V$_2$受体异常、水通道蛋白-2异常）、药物性（碳

酸锂）、电解质紊乱（低钾血症、高钙血症）、肾间质病变、急性肾小管坏死多尿期以及尿路梗阻解除后等。由上述病因导致抗利尿激素的合成和分泌障碍、肾对抗利尿激素作用不敏感或循环中抗利尿激素被破坏可造成中枢性尿崩症、肾性尿崩症和妊娠期尿崩症。②溶质利尿，患者的尿渗透压>300 mOsm/（kg·H$_2$O）。其原因包括糖尿病，静滴大量盐水、对比剂、甘露醇等。此外，水利尿和溶质利尿可混合存在，常由过多饮水引起。

多尿可导致水电解质平衡失调，在积极维持水电解质平衡的同时，还要查明病因予以治疗。

第六节　白细胞尿

1.定义　国内外对白细胞尿（leukocyturia）的定义尚未统一。通常以清洁中段离心尿沉渣白细胞数≥5/HP定义为白细胞尿。正常成人尿液中可有少量来自泌尿道任一部位的白细胞，主要是中性粒细胞，或个别单核/淋巴细胞。

2.病因

（1）泌尿生殖系统感染性炎症：见于肾盂肾炎、肾脓肿、膀胱炎、尿道炎、尿道旁腺炎/脓肿、前列腺炎/脓肿、精囊炎/脓肿等。最常见的细菌为大肠埃希氏菌，占60%～80%，其次为副大肠杆菌、变形杆菌、葡萄球菌等，此外结核分枝杆菌、真菌、原虫、病毒，以及淋病奈瑟菌、梅毒螺旋体等也可引起泌尿生殖系统感染。

（2）泌尿生殖系统非感染性病变：见于原发性和继发性肾小球肾炎，急、慢性间质性肾炎，移植肾排异反应，泌尿系统结石、肿瘤、异物、畸形等。

（3）泌尿生殖系统邻近器官组织病变：见于肾、输尿管周围炎症/脓肿，阑尾炎/卵巢或输卵管周围炎症/脓肿，直肠或乙状结肠肿瘤等。

3.诊断和鉴别

（1）确定真性白细胞尿：排除各种污染，如妇女阴道分泌物污染（显微镜检可见多数黏液

丝和扁平上皮细胞）、会阴或肛周化脓性疾患污染，需行外阴清洗再留取中段尿液检查。

（2）白细胞分类及鉴别：自动化分析仪筛检白细胞阳性，仍需显微镜检确认。必要时需做白细胞分类，根据细胞大小、形态、核形和胞质特点进行鉴别。最简便方法是加3%冰醋酸区分单个核和中性多形核粒细胞，活的中性粒细胞有运动和吞噬能力，可吞噬真菌、细菌、红细胞、胆红素和结晶，在低渗尿液中胞浆内颗粒呈布朗运动，油镜下可见灰蓝色发光点，其运动似星星闪光，故称闪光细胞。碱性（pH>6.8）尿、稀释或低渗尿、标本久置和高温等因素均可造成白细胞破坏，破损的中性粒细胞称脓细胞。尿白细胞的鉴别需采用染色，常用的化学染色法有Sternheimer（S）法、Sternheimer-Malbin（S-M）法、瑞氏（Wright）法及Hansel法等，见表3-6-1。此外，流式细胞仪、免疫组化或免疫荧光均可对尿液中各类细胞进行鉴定。

（3）白细胞尿的病因诊断线索：白细胞尿需结合临床症状和体征判断其原因和性质，如：①伴膀胱刺激征（尿频、尿急、尿痛）多见于下尿路急性感染性炎症（老年患者往往症状不明显）。②腰、背、肾区疼痛，或有肾区叩击痛见

表3-6-1　各类尿白细胞形态及染色特点

细胞名称	形态	细胞直径（μm）	胞核	S-M染色		Hansel染色	
				胞核	胞质	胞核	胞质
中性粒细胞活细胞	圆形	10～14	2～4叶	紫红色	散在紫色颗粒		
死细胞	无定形	8～20		蓝色	淡紫红		
嗜酸性粒细胞	圆形	8～20	大2叶	蓝色	淡紫红（颗粒无色）	蓝色	嗜酸颗粒
淋巴细胞	圆形	6～12	边缘清晰居中/偏位	蓝色	淡紫红		
单核细胞	多形态	10～20	肾/马蹄形偏位1～2核仁	蓝色	淡蓝紫红		
吞噬细胞	圆/椭圆	30～60	肾形/类圆	稍偏	多数吞噬物		

于上尿路感染性炎症，若有皮肤红肿应考虑到肾周化脓性炎症。③腹部包块和压痛，上腹两胁触及包块，注意多囊肾或肾盂积水。④右下腹或双侧下腹部压痛需排除阑尾炎、盆腔肿物和炎症。⑤血尿、蛋白尿、水肿、高血压者应考虑肾小球疾病，如感染后肾小球肾炎，急性期可出现白细胞尿；狼疮肾炎活动期最易发生血尿和白细胞尿并存；⑥发热、皮疹和关节肿痛，应考虑过敏性间质性肾炎；⑦儿童持续无菌性白细胞尿应注意胱氨酸尿症。

（4）辅助检查的选择和评价　尿沉渣镜检发现白细胞管型表明肾实质炎症；涂片染色找到细菌、寄生虫或虫卵可明确病原；尿液细菌培养是尿路感染诊断的金标准，多次检查为阴性而尿液呈酸性者应做结核菌检查。肾功能检查有助于病变定位和判断严重程度。腹部超声和影像学检查对诊断泌尿系结石、解剖异常、肾及肾周脓肿有帮助。男性患者需做肛诊检查初步判断前列腺有无病变。

（5）注意事项　临床上白细胞尿多与泌尿系炎症有关，易反复出现，且不易找到病原体，因此预防发作甚为重要。尤其女性尿道短、直而宽，尿道括约肌较弱，其开口临近阴道和肛门，易被细菌感染，故月经期、新婚、妊娠期、绝经期妇女应注意阴部卫生。

（李晓玫）

参考文献

[1] Emmett M，Fenves AZ，Schwartz JC. Approach to the patient with kidney disease[M]//Brenner BM. Brenner and Rectors the kidney. 9th ed. Philadelphia: Saunders, 2012: 844-847.

[2] 李惊子. 血尿[M]//章友康.中华医学百科全书肾脏病学.北京：中国协和医科大学出版社，2016：27-28.

[3] Perico N，Remuzzi A，Remuzzi G. mechanisms and consequences of proteinuria[M]//Brenner BM. Brenner and Rector's the kidney. 9th ed. Philadelphia: Saundcos, 2012:1972-1984

[4] 李惊子. 蛋白尿[M]//章友康. 中华医学百科全书临床医学肾脏病学. 北京：中国协和医科大学出版社，2016:25-26

[5] Cravedi P and Remuzzi G.Pathophysiology of proteinuria and its value as an outcome measure in chronic kidney disease[J]. BJCP，2013，76（4）:516-523

[6] Siddall EC，Radhakrishnan J.The pathophysiology of edema formation nephrotic syndrome[J]. Kidney Int.2012，82:635-642

[7] 中国高血压防治指南修订委员会. 中国高血压防治指南2010[J]. 中华心血管病杂志，2011，39（7）：579-615.

[8] Israni AK，Kasiske BL. Laboratory assessment of kidney disease:Glomerular filtration rate，urinalysis, and proteinuria[M]//Brenner BM. Brenner and Rector's the kidney.9th ed. Philadelphia: Saunders, 2012: 890.

[9] 李惊子.白细胞尿[M]//章友康.中华医学百科全书肾脏病学.中国协和医科大学出版社，2016：28-30.

第四章 肾疾病的临床综合征及诊断思路

肾疾病的病因、发病机制不尽相同，但其临床表现可组成一些具有特征性的临床综合征。这些临床综合征并非独立疾病，也不能作为肾疾病的最终诊断，但可提示一组具有相似临床表现的不同类型肾疾病。掌握这些临床综合征有助于形成对肾疾病进行病因诊断的思维方向，并有助于对病人的初步处理。

第一节 肾病综合征

（一）临床特征

肾病综合征（nephrotic syndrome）的诊断要点为：①大量蛋白尿（尿蛋白>3.5 g/d）；②低蛋白血症（血浆白蛋白<30 g/L）；③水肿和（或）高脂血症。

此类肾疾病患者出现上述临床表现的主要原因是：①肾小球滤过膜的足细胞病变，使其分子屏障及电荷屏障受损，使血浆蛋白质（尤其是白蛋白）大量漏出至原尿中，而肾小管上皮细胞对蛋白质的重吸收负荷超出其实际能力，可致尿蛋白大量流失；②当尿蛋白丢失量超出肝代偿性、增加白蛋白合成能力时，即出现血浆白蛋白的降低，严重者还可丢失其他蛋白质（如免疫球蛋白、补体、有抗凝血和纤维溶解作用的因子等）；③低蛋白血症导致的血浆胶体渗透压下降引发水肿，部分患者的血容量变化引发RASS或抗利尿激素调节异常、水钠潴留而加重水肿。同时，部分患者因低蛋白血症可导致其肝合成及分解脂蛋白代谢异常，进而出现高脂血症。

（二）临床思维路线

1.确定诊断 当上述诊断要点中的①和②条存在、伴有水肿和（或）高脂血症时即可确诊肾病综合征。

2.进行病因分析

（1）初步判定是否为系统性疾病导致的继发性肾病综合征（根据有无全身其他系统异常表现）。可导致肾病综合征的常见病因包括：①乙型病毒性肝炎（可有相关病史、消化道症状、肝功能或乙肝相关抗原或抗体的异常）；②过敏性紫癜（可有过敏史、下肢对称性出血性皮疹发作）；③系统性红斑狼疮（可有发热、皮疹、面部红斑、关节痛、脱发、口腔溃疡等表现，化验可发现相关自身免疫抗体异常）；④糖尿病（可有糖尿病史、化验发现血糖或尿糖增高、眼底检查呈糖尿病眼底改变特征）；⑤淀粉样变性病（可有低血压、心脏扩大或心律失常、肝脾大、便秘或腹泻、舌体增大、感觉或自主神经异常、皮疹、关节肿痛等多系统受累表现，组织病理可检出刚果红染色阳性的淀粉样蛋白）；⑥其他（如肿瘤、汞中毒等），可通过相关病史或特异性标志物及体液重金属浓度检测进行筛查。上述病因在不同年龄的患者不尽相同，儿童及青少年患者需除外遗传性或感染性疾病、过敏性紫癜；中青年患者需注意除外乙型病毒性肝炎、系统性红斑狼疮、汞中毒等；老年患者则更需注意除外糖尿病、淀粉样变和肿瘤。

（2）对判定为原发性肾病综合征者进行病理类型的可能性分析：此时病因可确定为原发性肾小球疾病。根据尿沉渣有形成分分析结果可将患者进一步分为：①单纯性肾病综合征，即尿沉渣细胞成分很少（仅可见脂肪滴、卵圆脂肪小体、透明或脂肪管型），其常见病理类型为肾小球微小病变、局灶性节段性肾小球硬化、特发性膜性肾病；②肾病综合征伴肾炎综合征：即尿沉渣中有变形性红细胞或红细胞管型，其常见病理类型包括IgA肾病、非IgA系膜增生性肾小球肾炎、膜增生性肾小球肾炎。

3.明确病理诊断 若有条件，对无禁忌证的患者应及早进行肾活检。

4.肾功能诊断 按照慢性肾病分级标准判定（参见下文）。

5.确定有无并发症 常见包括急性肾损伤、感染、营养不良、血栓或栓塞、电解质紊乱和内分泌代谢紊乱等。

第二节 肾炎综合征

（一）临床特征

肾炎综合征（nephritic syndrome）表现为镜下或肉眼血尿、不同程度的蛋白尿、高血压、水肿，伴有或不伴肾功能减退。

（二）临床思维路线

1.确定诊断 根据上述临床特征判定。

2.初步判定是否为系统性疾病导致的继发性肾炎综合征 无论起病急缓，许多全身系统性疾病可继发肾小球肾炎，也具有肾炎综合征的表现。常见的继发性肾炎病因包括：过敏性紫癜、系统性红斑狼疮、乙型病毒性肝炎等。根据这些疾病的病史、临床特征和化验检查不难鉴别（见肾病综合征相关部分）。此外，部分慢性起病者还可见于：遗传相关的肾疾病，如薄基底膜肾病（家族中不同成员可检出镜下血尿）、Alport综合征（肾病家族史，除肾炎综合征表现外还可表现为感音性耳聋、眼部异常，眼科检查可发现特征性前圆锥形晶状体及眼底病变）和原发性高血压肾损害（高血压病史，眼底检查可见不同程度的动脉硬化表现）。若遇有多系统伴发异常表现无法确定与肾病之间的关系时，应尽早由多专科会诊明确病因。

3.根据起病特征初步分类

（1）急性肾炎综合征：数日或数周内突然起病，血尿表现突出，可伴有不同程度蛋白尿或少尿。常见病因为急性感染后肾小球肾炎、IgA肾病、膜增殖性肾小球肾炎。

（2）急进性肾炎综合征：急性肾炎综合征的基础上短期内出现少尿或无尿、肾功能急骤减退。常见病因为急进性肾小球肾炎（即新月体性肾小球肾炎）、IgA肾病。

（3）慢性肾炎综合征：缓慢或隐匿起病，以蛋白尿、血尿、高血压和水肿为主要临床表现，病程超过3个月，病情呈迁延不愈、肾功能有慢性恶化趋势。常见病因为IgA肾病、非IgA系膜增生性肾小球肾炎、膜性肾病等。

4.根据临床表现及动态变化进一步分析肾炎的病因及可能病理类型

（1）急性肾炎综合征：主要为急性肾小球肾炎：其病因常与致病微生物的感染有关，多有前驱感染史。常见病因包括：①细菌感染，以β-溶血性链球菌A族中的致肾炎菌株致病最多见，常见于儿童，多在呼吸道感染1~2周后发病，疾病早期出现一过性补体（CH50、C3、C5等）降低，发病约2周后病情减轻，1~2月后完全缓解；②病毒感染，可见于各个年龄，常有呼吸道或消化道前驱感染史，除肾炎表现外，还可有全身其他系统病毒感染的表现，血清病毒检测可有相应阳性发现。此外，如立克次体、螺旋体、支原体等微生物感染也可致病，但比较少见。

（2）急进性肾炎综合征：表现为此类综合征的肾疾病属于肾急重症，若不及时干预，肾功能可急转直下致肾衰竭，因此一旦确定需尽快进行肾活检确定其病理类型。通常其根据病理可分为3型，在未行肾活检前临床上也可以获得一些线索初步推测病理分型，如：抗肾小球基底膜型（Ⅰ型）以青少年和老年人多见，可有有机溶剂、碳氢化合物接触史，部分患者可有肺出血表现（又称为肺出血-肾炎综合征），血清抗肾小球基底膜抗体阳性；免疫复合物型（Ⅱ型）以青少年多见，多有前驱感染史；寡免疫复合物型（Ⅲ型）以中老年多见，部分患者可有应用肼屈嗪、丙硫氧嘧啶等药物的病史，常伴有多系统受累表现（咳嗽、咯血、"红眼"、视力或听力下降、肌肉关节痛、皮疹等），80%~90%患者血清抗中性粒细胞胞质抗体（anti-neutrophil cytoplasmic antibody，ANCA）阳性。此类疾病还需注意与重症急性感染后肾炎、急性肾小管坏死、急性过敏性间质性肾炎、恶性肾小动脉硬化症者相鉴别。

5.肾功能诊断：急性或急进性肾炎综合征者需动态评估变化趋势，慢性肾炎综合征者按照慢性肾病分级标准判定（参见下文）。

第三节 尿 路 感 染

（一）临床特征

尿路感染（urinary tract infection）又称泌尿系感染，是肾、输尿管、膀胱和尿道等泌尿系统各个部位感染的总称。临床表现以膀胱刺激征（尿频、尿急、尿痛）、血尿，或发热、寒战、腰背疼痛等全身症状为特征，若实验室检查发现真性白细胞尿即可初步判定为尿路感染综合征。部分患者临床表现不明显或可无症状，但发现有意义的白细胞尿也可按此类分析。

（二）临床思维路线

1.确诊尿路感染 尿液病原学检查是确诊的金标准，可有以下方法检查：①清洁中段尿（尿液需在膀胱内停留4小时以上）培养菌落计数，女性>10^5 cfu/ml、男性>10^4 cfu/ml，或所有患者导尿留取得尿标本细菌菌落计数>10^4 cfu/ml以上，并伴有②尿沉渣镜检白细胞数≥10/HP或有尿路感染症状者即可诊断。若无①者可行膀胱穿刺或膀胱冲洗后尿培养，细菌阳性即可诊断。若无条件做尿细菌培养，则可用治疗前清洁中段尿沉渣涂片染色，细菌>1/HP，结合临床尿路感染症状也可确诊。对于女性膀胱刺激征明显，伴有尿白细胞增多，尿细菌培养为常见致病菌且计数≥10^2 cfu/ml者可做疑似诊断。部分患者必要时需做厌氧菌的检查，若怀疑除细菌以外的其他病原体感染，还需进行衣原体、支原体或病毒学的检查。

2.判断感染累及部位 上尿路感染时临床表现为全身症状明显，体检可发现肋脊角压痛或肾区叩击痛；实验室检查可发现尿沉渣镜检有白细胞管型或膀胱冲洗后尿病原学培养阳性；此外，尿NAG酶或尿β$_2$-微球蛋白升高有提示意义。下尿路感染则常以膀胱刺激征或排尿不适为突出表现，少有全身症状，可有耻骨上不适感或压痛，通常无白细胞管型。无论是上尿路还是下尿路感染，还应进一步进行影像学检查（如超声、腹部平片、尿路造影和泌尿系CT等），尽可能确定感染定位于何处（如肾、输尿管、膀胱或前列腺等）。

3.判断尿路感染的复杂性 ①复杂性尿路感染，是指尿培养阳性伴有以下至少1条合并因素：留置导尿管、支架管或间歇性膀胱导尿；残余尿>100 ml；任何原因引起的梗阻性尿路疾病（如膀胱出口梗阻、神经源性膀胱、结石和肿瘤）；膀胱输尿管反流或其他功能异常；尿流改道；放疗或化疗损伤尿路上皮；围术期或手术后尿路感染；全身性疾病（肾功能不全、糖尿病、移植肾、免疫缺陷等）。②单纯性尿路感染，是指无上述复杂因素存在的单纯性上尿路或下尿路感染。

4.对尿路感染反复发作者需判断两次感染的

关系　根据尿路感染的发作次数，首次发作者称为初发性尿路感染，反复发作者称为再发性尿路感染（6个月内发作≥2次或1年内≥3次），根据尿液病原学检查的异同，后者又可分为复发和重新感染。

第四节　急性肾损伤

（一）定义与诊断分级

急性肾损伤（acute kidney injury，AKI）以往曾称为急性肾衰竭（acute renal failure，ARF），是一组由不同原因引起肾滤过功能短期内急性减退或丧失所导致的临床综合征，临床表现与代谢废物蓄积以及体液潴留有关。目前，国际公认的诊断标准来自于2012年由肾脏病预后质量倡议工作组（KDIGO）发布的《KDIGO急性肾损伤临床实践指南》，其AKI定义为：①48小时内上升血清肌酐（Scr）≥0.3 mg/dl（26.5 μmol/L）；或②7天内 Scr升至≥1.5倍基线值；或③连续6小时尿量<0.5 ml/（kg·h）。AKI的分期标准见表4-4-1。

表4-4-1　AKI的KDIGO分期标准

分期	血清肌酐	尿量
1	升高达基础值的1.5～1.9倍；或升高达≥0.3 mg/dl（>26.5 μmol/l）	<0.5 ml/（kg·h），持续6~12 h
2	升高达基础值的2.0～2.9倍	<0.5 ml/（kg·h），持续≥12 h
3	升高达基础值的3.0倍；或升高达≥4.0 mg/dl（>353.6 μmol/l）；或开始肾替代治疗；或年龄<18岁的患者，估计的肾小球过滤率（eGFR）下降达<35 ml/（min·1.73m²）	<0.3 ml/（kg·h），持续≥24 h；或无尿≥12 h

（二）临床思维路线

1.确定是否为AKI　主要需与慢性肾衰竭（CRF）或慢性肾疾病基础上发生的AKI（AKI/CKD）相鉴别。CRF患者可有明确的肾疾病病史或夜尿增多历史，多表现为贫血、高磷血症和低钙血症，指甲肌酐水平（反映3～4个月前的血清肌酐水平）增高，B超常发现肾体积缩小或肾实质变薄。肾体积增大多为AKI，但需要除外糖尿病肾病、淀粉样变性病、多囊肾等可以引起肾体积增大的特殊慢性肾病。如果在慢性肾病基础上有明确可以导致AKI的病因，短期内Scr迅速升高达AKI标准，或者出现少尿、无尿，也可确立AKI的诊断。

2.判定是否为慢性肾疾病（CKD）基础上发生的AKI　此类AKI约占我国AKI患者的1/4，若不能及时处理将加速肾疾病患者的肾功能恶化。临床上具有慢性肾疾病病史的患者若发现以下线索提示AKI/CKD的可能性，包括：①出现肾功能不全而B超检查肾未缩小甚或增大；②肾功能恶化速度与原有CKD的发展规律不符；③病程中有可疑加速肾功能恶化的因素，如应用肾毒性药物（对比剂、抗生素、非甾体抗炎药等）、出现肾低灌注状态（休克、脱水、应用血管紧张素转换酶抑制剂/血管紧张素受体阻断药类药物、脓毒血症等）、恶性高血压或原有肾病变加重（常见于IgA肾病、狼疮肾炎、小血管炎肾损害等）。

3.寻找本次AKI的病因　首先需除外肾前性以

及肾后性AKI。肾前性AKI需要与持续严重缺血导致的ATN相鉴别。肾后性AKI可有前列腺肥大、尿路结石、盆腔脏器肿瘤或手术等病史，影像学检查可能发现双侧输尿管上段和（或）肾盂扩张。各类病因的临床特点参见表4-4-2。

表4-4-2 各种导致AKI病因的临床特点及定位特征

	肾前性	肾实质性			肾后性
		肾小球及小血管	肾小管	肾间质	
病史	血容量不足或心搏出量下降或特殊药物用药史	前驱感染或系统性疾病史	血容量不足，药物、毒物应用，溶血、肌溶解	药物过敏；感染；自身免疫病	尿路疾病史，表现为突发无尿或有尿、无尿交替，肾区绞痛
体检	脱水体征	水肿、血压升高、多系统受累	脱水体征	过敏或自身免疫的全身系统性受累表现	膀胱尿潴留、前列腺增大
尿蛋白	（－）	>1～3 g/d	<1 g/d	1～2 g/d	（－）
尿沉渣	（－）	变形红细胞、红细胞管型	脱落肾小管上皮细胞或上皮细胞管型或含色素管型	白细胞、嗜酸细胞及管型	（－）或新鲜正常形态红细胞
尿中低分子量蛋白和/或尿酶	（－）	（＋）	（＋＋）	（±）	（－）或可见盐类、药物结晶
尿钠（mmol/L）	<20	<20	>40	>30	<20为早期 >40发生于梗阻性肾病后
尿渗透压（mOsm/kg）	>500	>400	<350	<350	<350
特殊化验检查		特异血清免疫学检查，血管内溶血指标		血嗜酸性粒细胞升高、IgE升高、红细胞沉降率加快、CPR升高	

4.肾病变的定位及疾病诊断 AKI病变定位可能在肾小球、肾小管、肾间质或者肾血管的任何部位（表4-4-2）。①肾小球性或小血管性AKI：临床表现常为急性肾炎综合征，尿液检查表现为突出的变形红细胞尿和肾小球源性蛋白尿，多见于感染后肾炎、系统性红斑狼疮、ANCA相关性小血管炎、血栓性微血管病等。②肾小管性或肾间质性AKI：临床常有感染、缺血或应用致病药物的诱因，尿液检查多无明显蛋白尿及红细胞尿，但肾小管功能受损表现突出，可表现为低比重尿、肾性糖尿、肾小管源性蛋白尿、尿酶升高等异常，可见于急性肾小管坏死、药物过敏性间质性肾炎、肾小管间质性肾炎葡萄膜炎综合征

等。疾病诊断通常需要对临床与肾病理进行综合分析后方能判定。

由于AKI的早期诊断对其治疗、预后至为关键，因此，在下述情况下需考虑及时进行肾活检明确病理诊断：①怀疑重症肾小球疾病导致AKI；②临床表现符合急性肾小管坏死（ATN），但是少尿期超过2周；③怀疑药物过敏性急性间质性肾炎（AIN），但临床证据不充分；④在慢性肾疾病基础上肾功能突然恶化；⑤AKI原因不明；⑥临床上无法用单一疾病解释AKI原因。

5.AKI的并发症诊断 AKI时常见的并发症包括：感染（肺部、尿路、腹腔及手术部位）、心

血管异常（如高血压、急性左心衰竭、心律失常及低血压等）、电解质和酸碱平衡失调（头痛、嗜睡、意识模糊、肌无力或抽搐、恶心、呕吐等）、贫血、低氧血症、内分泌激素紊乱等。

6.AKI的危险因素评估 首先需确定患者是否仍处于AKI发生的高危状态，可能的危险因素包括老年、糖尿病、感染、多种药物联合使用、手术或介入操作、任何原因造成的有效血容量不足难以纠正或不稳定、原发病或支持治疗不充分等。可参照表4-4-3随时进行临床状况评估。

表4-4-3 AKI患者的临床状况评估

1.寻找加重AKI的可逆性因素（如低容量状态、肾毒性物质等）

2.评估血管内容量状态

3.评估肾衰竭的临床表现及严重程度

4.复习近期化验指标：评价代谢紊乱情况（尤其是否存在高分解代谢）

5.复习药物处方：是否停用了不必要用药，是否根据肾功能水平对用药剂量和间隔时间进行了适当调整

6.评估营养状态：限制蛋白、盐、钾、磷等是否得当，是否需要营养支持治疗

第五节 慢性肾疾病

（一）定义与分期

慢性肾疾病（chronic kidney diseases，CKD）是一组由不同原因引起的肾滤过功能慢性、进行性减退，直至完全丧失所导致的临床综合征，临床常有与肾功能不全程度相关的一系列代谢异常表现，如肾性贫血、肾性高血压、代谢性酸中毒以及骨及矿物质代谢紊乱。根据2012年 KDIGO国际组织颁布的CKD评估及管理临床实践指南，CKD的诊断标准如表4-5-1所示：其中任意一项肾结构或功能指标异常持续超过3个月即可确立诊断，如果持续时间不足3个月需继续随访。

表4-5-1 慢性肾疾病的诊断标准

肾损伤标志	①白蛋白尿（AER≥30 mg/d；ACR≥3 mg/mmol）
	②尿沉渣异常
	③肾小管相关病变
	④组织学异常
	⑤影像学结构异常
	⑥肾移植病史
GFR下降	GFR≤60 ml/（min·1.73m^2），（GFR 分期为G3a～G5期）

注：①以上任意一项指标持续超过3个月；②至少满足1项。
　　AER：尿白蛋白排泄率；ACR：尿白蛋白肌酐比值；GFR：肾小球滤过率

2012年KDIGO指南提出了病因-肾小球滤过率-白蛋白尿（cause-GFR- albuminuria，CGA）的分期原则。其中，CKD的GFR和白蛋白尿分期标准如表4-5-2和表4-5-3所示。

表4-5-2 CKD的GFR分期标准

分期	GFR[ml/（min·1.73m²）]	表述
G1	≥90	正常或增高
G2	60~89	轻度下降*
G3a	45~59	轻到中度下降
G3b	30~44	中到重度下降
G4	15~29	重度下降
G5	<15	肾衰竭

注：在缺少肾损伤证据时，G1和G2期均不能诊断为CKD。
* 指相对于年轻成人水平

表4-5-3 CKD的白蛋白尿分期及其近似换算

分期	AER（mg/24h）	ACR	PER（mg/24h）	PCR	试纸法测定尿蛋白	表述
A1	<30	<30	<150	<150	阴性	正常或轻度升高
A2	30~300	30~300	150~500	150~500	+	中度升高*
A3	>300	>300	>500	>500	+或以上	重度升高+

注：白蛋白尿指标（AER：尿白蛋白排泄率；ACR：尿白蛋白肌酐比值）
蛋白尿指标（PER：尿蛋白排泄率；PCR：尿蛋白肌酐比值，试纸条法测定）
*相对于年轻成人水平
+如肾病综合征（通常AER>2200 mg/24h，ACR>220 mg/mmol）

临床上，CKD早期的患者常以肾炎综合征或肾病综合征的表现较为突出，肾功能不全的同时并发与其程度相关的代谢异常表现；而CKD晚期的患者常可发现双肾体积缩小，除代谢异常表现突出外，还易伴有感染、心血管或其他系统合并症。

（二）临床思维路线

1.确定CKD及其分期（按照上述标准）

2.尽可能明确CKD的病因诊断 需根据患者的个人及家族史、社会与环境因素、用药情况、临床特点、实验室检查、影像学检查及病理检查结果综合分析。临床上，CKD最常见的病因是导致肾病综合征或肾炎综合征的各类原发性或继发性肾小球疾病（如各类慢性肾小球肾炎、糖尿病肾病等），其临床特点是尿蛋白或尿液有形成分

改变突出，可根据前述不同综合征及尿沉渣谱的特点进行相应的病因分析。

还有部分患者临床上仅表现为"静默性肾功能不全"，即在肾功能异常的同时无明显的尿沉渣改变或仅伴有轻微的蛋白尿或镜下血尿，此时需注意鉴别其病因，可能为：①高血压病引起的良性肾小动脉硬化症（高血压病史时间长、眼底有动脉硬化改变）；②动脉粥样硬化引起的缺血性肾病（肾功能损害进展慢、肾小管浓缩功能较肾小球功能损害出现早、双侧肾萎缩常不对称）或肾动脉狭窄（腹部可能闻及血管杂音、血管彩超或造影检查可证实）；③慢性肾小管间质性疾病（常见因肾毒性药物、免疫性疾病、慢性尿路感染或代谢异常所致，可有相应病史或用药史，肾小管损害突出且较早出现）。此外，各种遗传性肾疾病、梗阻性肾病也常成为CKD的病因，可

根据不同疾病的临床特征加以鉴别。

3.合并症与并发症诊断　常见合并症包括：高血压、冠心病、糖尿病、感染等。并发症包括与肾功能减退程度相关的一系列代谢异常，如肾性贫血、肾性高血压、代谢性酸中毒以及骨及矿物质代谢紊乱等。

4. CKD进展的危险因素评估

（1）生活方式调整：包括戒烟、控制饮酒、控制体重、限制盐的摄入、优质低蛋白饮食等。

（2）积极治疗原发病，控制导致肾功能恶化的合并症（如糖尿病、高血压病、心力衰竭、感染、自身免疫病及药物不良反应等）。

（3）控制高血压：无论是否合并糖尿病，AER<30 mg/d时，应维持血压目标值为≤140/90 mmHg；若AER≥30 mg/d时，血压目标值应为≤130/80 mmHg。

（4）控制血糖：糖尿病患者的血糖目标值是空腹5.0～7.2 mmol/L，睡前6.1～8.3 mmol/L，平均糖化血红蛋白（HbA1c）为7.0%。

（5）控制蛋白尿：尽可能将患者的蛋白尿控制在0.3 g/d以下乃至正常范围。

（6）控制贫血：血红蛋白应维持在110～120 g/L。

（7）纠正电解质和酸碱平衡代谢紊乱：应维持电解质水平和代谢性酸碱平衡在正常范围。

（8）纠正骨及矿物质代谢紊乱：CKD3～5期的患者血磷水平应控制在正常范围（0.87～1.45 mmol/L），血清校正钙水平应控制在正常范围（2.10～2.50 mmol/L），并应早期监测iPTH的动态变化；接受透析的CKD5期患者血磷水平应控制在1.13～1.78 mmol/L；血钙水平应维持在上述正常范围，全段甲状旁腺激素（iPTH）的目标值水平应为正常值上限的2～9倍范围内。

（9）控制高尿酸血症：CKD患者血尿酸控制目标值为无痛风者<420 μmol/L；有痛风者<360 μmol/L；严重痛风者（痛风石、慢性关节病变、痛风发作每年大于2次、反复发作）<300 μmol/L。

（10）控制高脂血症：使血清胆固醇<5.7 mmol/L；血清甘油三酯<1.5 mmol/L。

此外，还应随时评估患者是否存在可能造成肾功能急剧下降的危险因素，包括容量不足、感染、静脉造影、应用某些肾毒性的药物（如氨基糖苷类抗生素、两性霉素B、含马兜铃酸成分的中药等）或影响肾血流动力学的药物（如血管紧张素转换酶抑制剂或血管紧张素受体阻断剂、非甾体解热镇痛药、环胞霉素和他克莫司等）。遇有这些因素存在时，需谨慎评估其对CKD的影响并给予及时处理。

（李晓玫）

参考文献

[1] Nachman PH，Jennette JC，Falk RJ. Primary glomerular diseases[M].//Brenner BM. Brenner and Rector's the kidney.9th ed. Philadelphia Saunders, 2012: 1100-1161

[2] 王海燕. 肾小球疾病[M]//王海燕.肾脏病学.第3版. 北京：人民卫生出版社，2008：936-975，1024-1052.

[3] 周福德，章友康. 中华医学百科全书肾脏病学[M].第1版.北京：中国协和医科大学出版社，2016：68-74

[4] 郑波，唐伟，陈明，等. 尿路感染诊断与治疗中国专家共识（2015版）——复杂尿路感染[J]. 中华泌尿外科杂志，2015，36（4）：241-244.

[5] 王海燕. 急性肾衰竭（急性肾损伤）[M]//王海燕.肾脏病学. 第3版. 北京：人民卫生出版社，2008：826-934.

[6] Brady HR，Clarkson MR，Lieberthal W. Acute renal failure[M] //Brenner BM. Brenner and Rector's the kidney. 9th ed. Philadelphia: Saunders，2012:1044.

[7] Kellum JA.Diagnostic criteria for acute kidney injury: Present and future[J]. Crit Care Clin, 2015，31（4）:621-632.

[8] National Kidney Foundation. KDIGO clinical practice guideline for acute kidney injury. http://www.kdigo.org/clinical_practice_ guidelines /AKI.php. 2012.

[9] Levey AS，Atkins R，Coresh J，et al. Chronic kidney disease as a global public health problem: approaches and initiatives - a position statement from Kidney Disease Improving Global Outcomes[J]. Kidney Int, 2007，72: 247-259

[10] Kidney Disease: Improveing Global Outcomes（KDIGO）Anemia Work Group.KDIGO clinical practice guideline for anemia in chronic kidney disease[J]. Kidney Int Suppl, 2012，2: 279-335

[11] 中华医学会肾脏病学分会. 慢性肾脏病-矿物质和骨异常诊治指导[J]. 中华肾脏病杂志，2014，30 Suppl:1-69.

[12] 中国医师协会肾内科医师分会. 中国肾疾病高尿酸血症诊治的实践指南（2017版）[J].中华医学杂志，2017，97（25）：1927-1936.

第五章 常见肾疾病的病理类型

肾疾病的病理分型，通常根据解剖部位的不同，分为肾小球疾病、肾小管疾病、肾间质疾病和肾血管疾病；同时，肾小球疾病又根据不同的发病机制，分为肾小球肾炎和肾小球病。肾小球肾炎以肾小球内细胞增生伴炎性细胞浸润为主，多数伴免疫复合物沉积，病理特征归于增殖性肾小球疾病，临床以血尿或肾炎综合征为主要表现，也可表现为肾炎综合征合并肾病综合征；肾小球病指无明显细胞增生和炎性细胞渗出，伴或不伴免疫复合物沉积，病理特征归类于非增生性肾小球病，临床以蛋白尿或肾病综合征为主要表现。肾小管疾病和肾间质疾病常同时并存，急性肾小管损伤常合并肾间质水肿和局灶性肾间质炎性细胞浸润；急性间质性肾炎可继发肾小管上皮损伤，两者互为依存，因此，本书将两类疾病合并为肾小管间质肾病。肾血管疾病以肾动脉狭窄、肾小动脉玻璃样变性及硬化病变为主，肾表现为肾小球缺血皱缩及缺血性硬化，归类于缺血性肾疾病，而血管炎病变常伴发于肾小球炎症，如ANCA相关性小血管炎、冷球蛋白血症性小血管炎，与增殖性肾小球疾病的表现具有一致性。

本章分别以不同的临床表现或临床综合征等进行分类阐述，分为蛋白尿或肾病综合征、血尿或肾炎综合征、急进性肾炎综合征、肾小管间质肾病、慢性肾功能不全等五类；其所对应的病理特点分为增殖性肾小球肾炎、非增殖性肾小球病、肾小管间质肾病、缺血性肾疾病等。

第一节 以蛋白尿和肾病综合征为主要临床表现的肾小球疾病

以蛋白尿和肾病综合征为主要临床表现的肾小球疾病包括原发性肾小球病的微小病变肾病、局灶性节段性肾小球硬化症、膜性肾病和继发性肾小球疾病的V型狼疮肾炎、膜型乙肝病毒相关性肾炎、糖尿病肾病、淀粉样变性肾病、单克隆免疫球蛋白沉积病等。

1.轻微病变性肾小球病（MCD） 常见于青少年和老年患者。病因发病机制主要为细胞免疫异常。免疫荧光显微镜和光镜检查无明显异常，仅电镜检查可见肾小球足细胞足突弥漫融合（图5-1-1）。

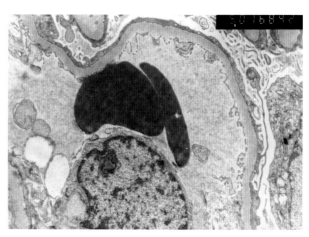

图5-1-1 轻微病变性肾小球病，肾小球足细胞足突弥漫融合，未见电子致密物（电镜×5 000）

2. 局灶性节段性肾小球硬化症（FSGS）　临床呈现难治性肾病综合征。免疫荧光显微镜检查无明显异常，光镜下呈现局灶性节段性肾小球硬化，电镜下与轻微病变性肾小球病相似（图5-1-2）。

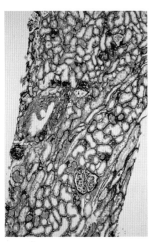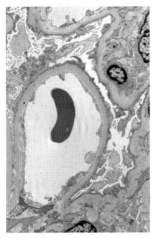

图5-1-2　局灶性节段性肾小球硬化症，左：肾小球节段性硬化（PASM×400），右：足细胞足突弥漫融合（电镜×5 000）

3. 膜性肾病（MN）　多见于老年人，临床表现多为大量蛋白尿和肾病综合征。免疫荧光显微镜表现为IgG和C3沿肾小球毛细血管壁呈细颗粒状沉积，主要为IgG4（图5-1-3），光镜下可见肾

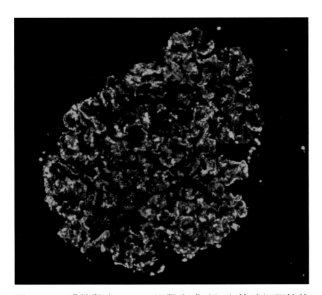

图5-1-3　膜性肾病，IgG4沿肾小球毛细血管壁细颗粒状沉积（荧光显微镜×400）

小球基底膜弥漫增厚，伴有钉突样结构形成（图5-1-4），电镜下可见多数电子致密物沉积于上皮下（图5-1-5）。

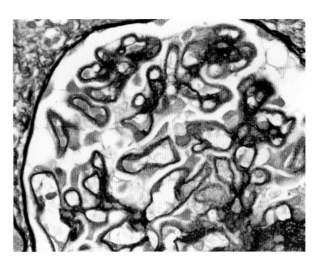

图5-1-4　膜性肾病，肾小球毛细血管基底膜弥漫增厚，钉突结构形成（PASM×600）

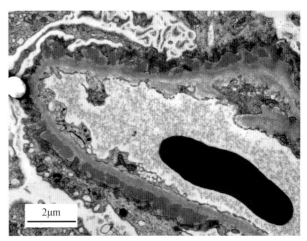

图5-1-5　膜性肾病，肾小球毛细血管基底膜弥漫增厚，上皮下电子致密物沉积（电镜×6 000）

4. 结节型糖尿病肾小球硬化症　继发于Ⅰ或Ⅱ型糖尿病，缓慢进展，逐步出现蛋白尿、肾病综合征及肾功能不全。免疫荧光显微镜检查可见IgG和血浆白蛋白（ALB）呈线状沿肾小球毛细血管壁和肾小管基底膜沉积（图5-1-6），光镜下可见肾小球系膜细胞和基质弥漫性增生、结节状硬化，基底膜弥漫性增厚（图5-1-7），电镜下可见肾小球基底膜均质性增厚，上皮足突大部分融合（图5-1-8）。

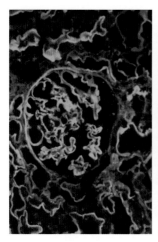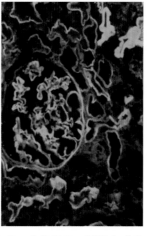

图5-1-6 糖尿病肾病，左为IgG，右为ALB，沿肾小球毛细血管壁和肾小管基底膜线状沉积（荧光显微镜×400）

5. 淀粉样变性肾病 淀粉样变性肾病是一种多元性代谢障碍的全身性疾病，根据淀粉样前体蛋白的不同，分为单克隆免疫球蛋白性淀粉样变性肾病、AA型淀粉样变性肾病、遗传性淀粉样变性肾病等。多见于老年人。肾活检免疫荧光显微镜检查依据淀粉样前体蛋白的不同，可能显示某些单克隆免疫球蛋白阳性，或AA蛋白阳性，或某些基因突变的遗传性蛋白阳性（图5-1-9），光镜下可见肾小球系膜无细胞性增宽伴均质粉染的特殊蛋白沉积，基底膜节段性呈睫毛样改变，刚果红染色阳性，偏振光呈苹果绿色双折光（图5-1-10），电镜下可见直径约10 nm的排列紊乱的细纤维结构（图5-1-11）。

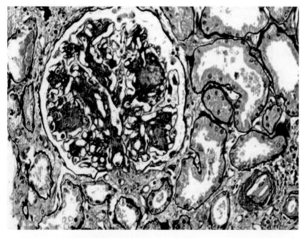

图5-1-7 糖尿病肾病，肾小球系膜结节状硬化，基底膜弥漫增厚（PASM×400）

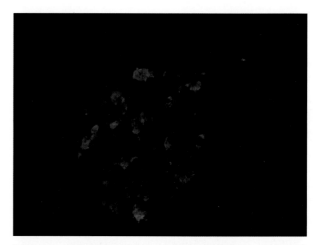

图5-1-9 淀粉样变性肾病，轻链免疫球蛋白λ沿肾小球系膜和毛细血管壁沉积（荧光显微镜×400）

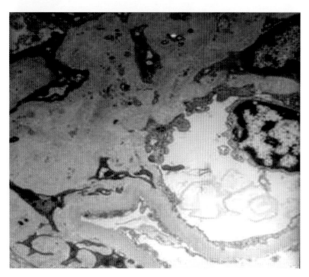

图5-1-8 糖尿病肾病，肾小球系膜基质增生，基底膜弥漫均质性增厚（电镜×6 000）

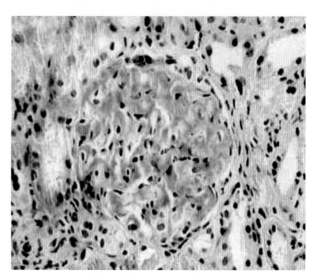

图5-1-10 淀粉样变性肾病，肾小球系膜和基底膜刚果红阳性（刚果红×400）

6. 单克隆免疫球蛋白沉积病　常继发于浆细胞病或多发性骨髓瘤，血循环内出现异常的单克隆免疫球蛋白及其片段，如重链或轻链，可导致重链蛋白（γαμ）或轻链蛋白（κλ）沉积于肾小球系膜区、毛细血管壁以及肾小管基底膜。肾活检的免疫荧光显微镜检查可见单克隆免疫球蛋白或其轻链、重链等呈线样沉积于肾小球毛细血管壁以及肾小管基底膜（图5-1-12），光镜下可见肾小球系膜结节状硬化（图5-1-13），电镜下可见肾小球系膜区和基底膜内侧以及肾小管基底膜外侧砂粒状电子致密颗粒沉积（图5-1-14）。

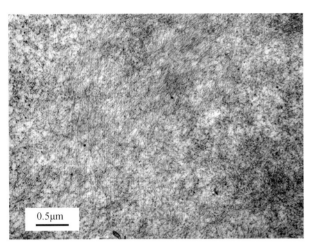

图5-1-11　淀粉样变性肾病，肾小球系膜和基底膜淀粉样纤维沉积（电镜×30 000）

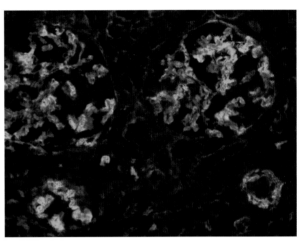

图5-1-12　轻链沉积病，轻链免疫球蛋白κ沿肾小球系膜和毛细血管壁沉积（荧光显微镜×200）

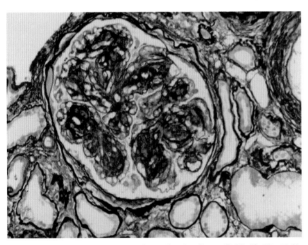

图5-1-13　轻链沉积病，肾小球系膜结节状硬化（PASM，光镜×400）

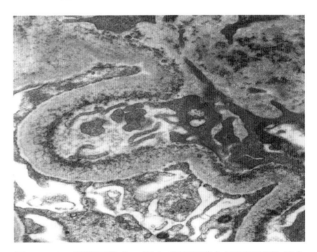

图5-1-14　轻链沉积病，肾小球基底膜内侧可见砂粒状电子致密颗粒沉积（电镜×12 000）

第二节　以血尿为主要临床表现的肾小球疾病

以血尿为主要临床表现的肾小球疾病的常见的病理类型包括：局灶性肾小球肾炎、IgA肾病和紫癜性肾炎、薄基底膜肾病、系膜增生性肾小球肾炎、毛细血管内增生性肾小球肾炎、膜增生性肾小球肾炎、新月体性肾小球肾炎、增生硬化性肾小球肾炎等。

1. IgA肾病　IgA肾病是一种以IgA型免疫复合物沉积为主的肾小球疾病。我国为多发地区，发病的年龄和性别无差异。免疫荧光显微镜检查显示IgA呈团块、颗粒样沉积于肾小球系膜区（图

5-2-1），光镜可见肾小球系膜细胞和基质增生为主，系膜区嗜复红蛋白沉积（图5-2-2），电镜下可见肾小球系膜区和副系膜区团块状电子致密物沉积（图5-2-3）。

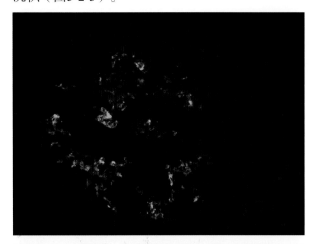

图5-2-1　IgA肾病，IgA团块状沉积于肾小球系膜区（荧光显微镜×200）

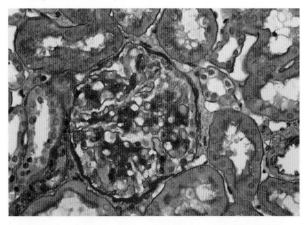

图5-2-2　IgA肾病，肾小球系膜增生伴嗜复红蛋白沉积（Masson×400）

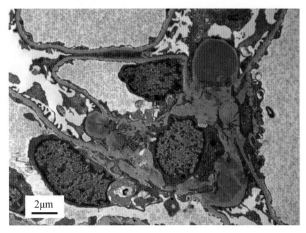

图5-2-3　IgA肾病，肾小球系膜区电子致密物沉积（电镜×6 000）

2. 薄基底膜肾病　薄基底膜肾病又称为良性家族性血尿，以镜下血尿伴或不伴发作性肉眼血尿为特征，免疫荧光显微镜和光镜检查均无异常发现，仅在电镜下可见肾小球毛细血管基底膜弥漫性变薄（图5-2-4）。

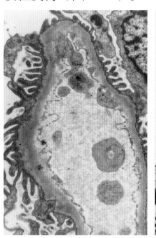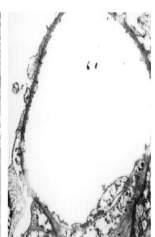

图5-2-4　薄基底膜肾病，左为正常肾小球基底膜，右为同龄人的薄基底膜肾病（电镜×8 000）

3. 毛细血管内增生性肾小球肾炎　常见于儿童及青少年，多继发于感染后，特别是溶血性链球菌感染后，临床表现为急性肾炎综合征。免疫荧光显微镜检查可见IgG、C3（常见以C3沉积为主）沿肾小球毛细血管祥粗颗粒样沉积（图5-2-5）；光镜下可见肾小球毛细血管腔内细胞增多伴中性粒细胞浸润（图5-2-6），电镜下可见散在分布的上皮下驼峰状电子致密物沉积，伴有系膜区和内皮下少量电子致密物沉积（图5-2-7）。

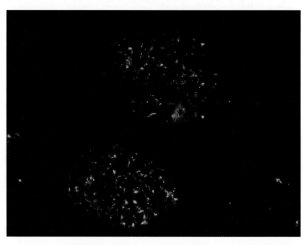

图5-2-5　毛细血管内增生性肾小球肾炎，C3呈粗颗粒样状沉积于肾小球毛细血管祥（荧光显微镜×200）

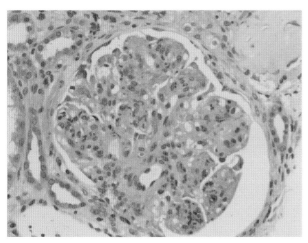

图5-2-6　毛细血管内增生性肾小球肾炎，肾小球系膜增生和内皮细胞弥漫增生，伴中性粒细胞浸润（Masson×400）

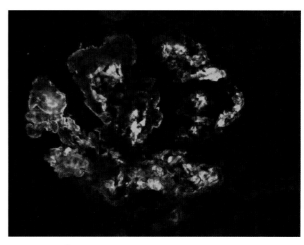

图5-2-8　膜增生性肾小球肾炎，IgG呈花瓣样沉积于肾小球毛细血管袢（荧光显微镜×200）

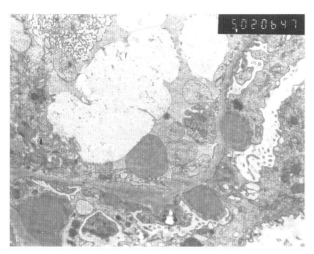

图5-2-7　毛细血管内增生性肾小球肾炎，肾小球上皮下驼峰状电子致密物沉积（电镜×6 000）

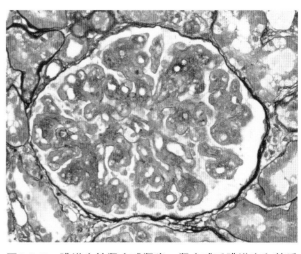

图5-2-9　膜增生性肾小球肾炎，肾小球系膜增生和基质增生呈分叶状，内皮下嗜复红蛋白沉积（Masson×400）

4.膜增生性肾小球肾炎　又称为系膜毛细血管性肾小球肾炎，好发于青少年，临床表现为肾炎综合征伴肾病综合征，常伴有低补体血症。免疫荧光显微镜可见IgG、IgM、C3及C1q呈花瓣样、颗粒样沿肾小球毛细血管袢沉积（图5-2-8），光镜下肾小球系膜细胞和基质增生，呈结节分叶状，基底膜弥漫性增厚伴双轨征，内皮下、系膜区嗜复红蛋白沉积（图5-2-9），电镜可见肾小球系膜细胞和基质增生伴系膜插入，基底膜增厚伴双轨征，内皮下、系膜区电子致密物沉积（图5-2-10）。

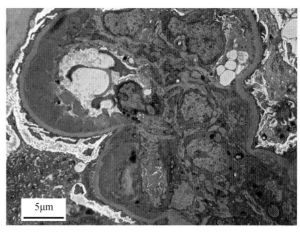

图5-2-10　膜增生性肾小球肾炎，肾小球内皮下和系膜区电子致密物沉积（电镜×6 000）

5.非肾小球源性血尿 非肾小球源性血尿主要指肾盂、输尿管、膀胱和尿道来源的血尿,常见的原因有肾盂肾炎、泌尿道结石、尿路上皮肿瘤等。

第三节 急进性肾小球肾炎

临床表现为急进性肾炎综合征,以新月体性肾小球肾炎常见,部分毛细血管内增生性肾小球肾炎也可引起。

新月体性肾小球肾炎可分为抗基底膜性(Ⅰ型)、免疫复合物性(Ⅱ型)和寡免疫性(Ⅲ型)。其中Ⅲ型多为ANCA相关性多血管炎肾损伤,常见于中老年患者,血中ANCA阳性,常导致急速进展性肾衰竭。免疫荧光显微镜的特点在三种新月体性肾小球肾炎的表现不同,Ⅰ型表现为IgG沿肾小球基底膜呈线样沉积,Ⅱ型可见免疫球蛋白和补体在肾小球系膜区或(和)毛细血管袢沉积,光镜下以肾小球毛细血管袢纤维素样坏死和多数新月体形成为特点(图5-3-1)。

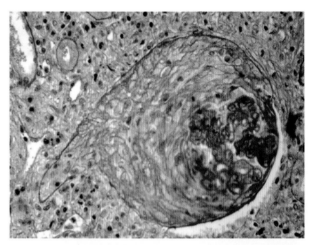

图5-3-1 新月体性肾小球肾炎,肾小球节段性纤维素样坏死,新月体形成(PAS×400)

第四节 肾小管间质肾病

以肾小管和肾间质病变为主要病理特点者,称肾小管间质肾病。肾小管和肾间质在功能和形态上,密不可分,受损伤时互为因果,肾小管损伤时,肾间质必然产生炎症反应,同样,肾间质损伤时,肾小管必然出现继发性损伤。肾小管损伤严重,肾间质继发性反应,称重度肾小管损伤和急性肾小管坏死(图5-4-1)。肾间质病变严重,肾小管继发性变性和萎缩,称间质性肾炎(图5-4-2)。肾小管和肾间质病变均很严重,不能分辨因果关系,称肾小管间质肾病(图5-4-3)。上述各种肾病均可导致急性肾损伤,后期表现为肾衰竭。

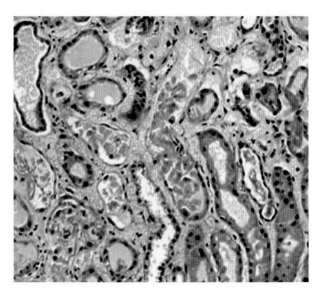

图5-4-1 急性肾小管坏死(HE×400)

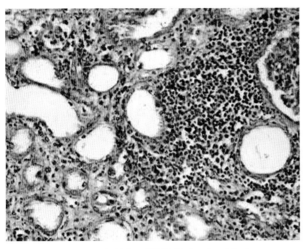

图5-4-2　急性间质性肾炎（HE×200）

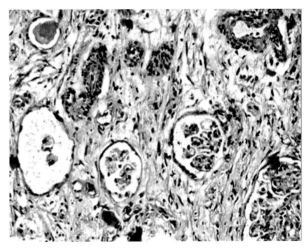

图5-4-3　慢性肾小管间质肾病（Masson×200）

第五节　慢性肾衰竭

各种肾疾病（肾小球性、肾小管间质性、肾血管性、梗阻性等）若持续进展均可导致慢性肾衰竭。

1. 弥漫增生硬化性肾小球肾炎和肾小球病。各种肾小球肾炎和肾小球病迁延恶化，多数肾小球发展到硬化（超过50%的肾单位），导致肾功能不全（图5-5-1）。

2. 慢性肾小管间质肾病　急性肾小管损伤或急性间质性肾炎迁延不愈，肾小管萎缩伴肾间质纤维化，导致肾功能不全（图5-5-2）。

3. 肾血管性疾病　各种肾血管疾病（高血压、恶性高血压、血栓性微血管病、动脉粥样硬化等）均可引起长期慢性肾缺血，肾小球缺血性萎缩、缺血性硬化，肾小管萎缩，肾间质纤维化（图5-5-3）。

4. 梗阻性肾病　下尿路（肾盂、输尿管、膀胱、尿道）的结石、肿瘤、前列腺肥大、发育异常等，病灶不能及时清除，必然引起梗阻，导致肾盂周围开始的肾小管扩张、萎缩，肾间质炎症反应和纤维化，进而波及肾皮质，导致肾衰竭（图5-5-4）。

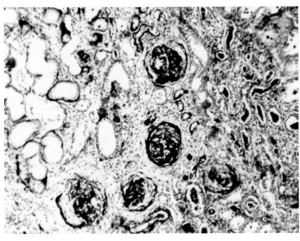

图5-5-1　弥漫增生硬化性肾小球肾炎（PASM×100）

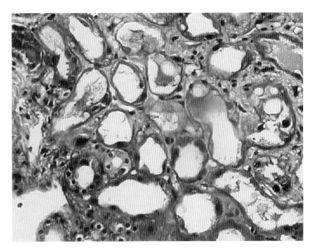

图5-5-2　慢性肾小管间质肾病（Masson×200）

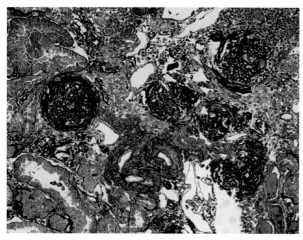

图5-5-3 慢性肾缺血（PASM×200）

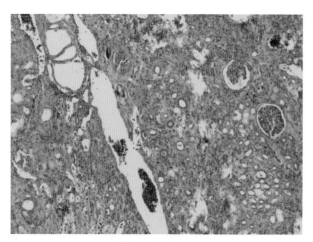

图5-5-4 慢性梗阻性肾病（HE×100）

（王素霞 邹万忠）

参考文献

[1] Stokes M B, Gleen S M, D'Agati V D. Glomerular diseases associated with nephrotic syndrome and pro-teineria[M]//Xin J Zhou, Zoltan Laszik, Tibor Nadasdy, et al. Silva's Diagnostic renal pathology. New York: Cambridge University Press, 2009: pp 79-126.

[2] Waldman M, CreW RJ, Valeri A, et al: Adult min-imal-change disease: clinical characteristics, treat-ment, and outcomes[J]. Clin J Am Soc Nephrol, 2007, 2: 445-453

[3] Beck LH, Jr., Salant DJ. Membranous nephropathy: Recent travels and new roads ahead[J]. Kidney Int 2010, 77: 765-770.

[4] 吴雪怡，李航. 糖尿病肾病的病理研究及其临床意义[J]. 中华肾脏病杂志，2012, 28：564-568.

[5] 姚英，王素霞，章友康，等. 205例肾脏淀粉样变性病患者的分型诊断研究[J]. 中华肾脏病杂志，2013, 29：88-92.

[6] Buxbaum JN, Chuba JV, Hellman GC, et al. Mono-clonal immunoglobulin deposition disease：Light chain and light and heavy chain deposition diseasesand their relation to light chain amyloidosis[J]. Ann Intern Med, 1990,112：455-464,

[7] Hennigar R A, Tumlin J A. Glomerular diseases asso-ciated primarily with asymptomatic or gross hematu-ria[M]//Xin J Zhou, Zoltan Laszik, Tibor Nadasdy, et al. Silva's Diagnostic renal pathology. New York: Cambridge University Press, 2009: pp 127-177.

[8] Donadio JV, Grande JP. IgA nephropathy[J]. N Engl J Med, 2002, 347: 738-748

[9] Tiebosch TMG, Frederik PN, van Breda Vriesman PJC, et al. Thin-basement-membrane nephropathy in adults with persistent hematuria[J]. N Engl J Med, 1989, 320: 14-21

[10] Jennette JC. Rapidly progressive crescentic glomeruli-nephritis[J]. Kidney Int.2003, 63: 1164-1177.

[11] 邹万忠. 肾小管疾病，肾间质疾病和肾小管间质性肾病[M]//邹万忠. 肾活检病理学. 北京：北京大学医学出版社，2017: 186-221.

[12] Michael D, Lajoie HG, End-Stage Renal disease[M]//Silva FG, D'Agati VD, Nadasdy T. Renal Biopsy, New York: Churchill Livingstone, 1996: 357-372

第六章　尿沉渣谱对肾疾病的诊断价值

　　临床常见的肾疾病通常起病比较隐匿，患者常因发现水肿或尿的性状异常而就诊。在任何情况下，患者首先进行的检查必定是尿液常规检查，而尿沉渣镜检则是尿常规检查的核心内容之一。患者初次就诊时，临床医师尚未获得完整的临床资料，只能从病人的主诉及病史中得出初步印象。而检验科医师此时虽不掌握患者的临床信息，但其工作对临床诊断的辅助作用可通过几个步骤来完成：①通过完成尿液常规检查（尤其是仔细的尿沉渣镜检和尿蛋白检测），全面而准确地认定尿检异常，为临床医师初步将其归类为某种临床综合征提供线索；②通过综合分析患者的尿检异常（必要时需重复检查），将其归类为某类尿沉渣谱，推导相应疾病或病变，为临床医师结合其他检查结果综合分析该临床综合征的可能病因提供参考依据。③在临床病情经治疗有变化时，尿沉渣谱的动态变化还可反映病情的活动程度和治疗效果，为临床医师及时调整治疗方案提供重要依据。因此，通过对尿液异常结果的细致合理分析推导，可以为临床提供很多有用的信息，即使是多种疾病并存的复杂情况，也能发挥重要作用。紧密将临床表现及肾病理联系起来，更为尿沉渣谱分析的有效使用提供了保证。

　　在本章中，我们列举了10个实际的肾疾病病例，通过从患者首次就诊后的尿液检查结果分析，结合临床资料的诊断思路剖析以及肾病理结果展示，逐一点评不同表现肾疾病患者的临床确诊过程，通过实践来诠释尿沉渣谱分析在肾疾病诊断中的应用及其重要意义。

病　例　一

一、尿检申请单

性别　男性

年龄　26岁

临床初步诊断：急性肾炎综合征，急性肾损伤（AKI）？

二、尿液有形成分镜检结果

尿液有形成分镜检结果见表6-1-1、图6-1-1。

三、尿检分析报告

　　1. 可见明显的肾小球源血尿及红细胞管型，伴白细胞尿和吞噬细胞，提示存在肾小球急性炎症。

　　2. 可见肾小管上皮细胞、有核细胞团及上皮细胞管型、混合细胞管型，提示存在肾小管间质损伤。

　　3. 可见前蜡样管型和蜡样管型，提示肾功能损伤。

　　综上所述并结合尿蛋白定量，尿检特点为多细胞多管型，系Ⅰ类尿沉渣谱，同时又存在肾小管上

表6-1-1　尿液有形成分镜检结果

外观	黄色、清亮				
镜检结果					
细胞	/HPF	管型	/LPF	结晶	
RBC	满视野	RBC管型	2～5	草酸钙	（－）
多形态	100%	WBC管型	0～1	无定形磷酸盐	（－）
正常形态		RTEC管型	（－）	尿酸	（－）
血尿类型	肾小球源	混合管型	（－）	磷酸铵镁	（－）
WBC	10～12	RBC+WBC		黏液丝	（－）
中性多形核粒细胞	70%	RTEC+WBC		细菌	（－）
单个核细胞	30%	RBC+RTEC		真菌	（－）
RTEC	0～1	颗粒管型	0～1	精子	（－）
吞噬细胞	0～2	透明-细颗粒管型	2～3	滴虫	（－）
泡沫细胞	（－）	脂肪管型	（－）	其他	（－）
其他细胞	（－）	前蜡样	偶见		
有核细胞团	散在可见2～5	蜡样管型	0～3		

注：RBC为红细胞，WBC为白细胞，RTEC为肾小管上皮细胞

皮细胞和管型的Ⅲ类尿沉渣谱，提示主要病变可能为急性肾小球肾炎，伴有肾小管间质损伤及肾功能损伤。鉴于尿中存在多形核为主的白细胞及白细胞管型，建议临床还需排除泌尿系感染。

四、查阅临床检查资料

1. 病史　10余年来反复发作扁桃体炎，本次病前3个月曾间断出现发热同步血尿。本次病前无特殊用药史。

2. 实验室检查　尿蛋白定量2.5 g/d，Scr 147 µmol/L，抗链球菌溶血素"O"（ASO）253 IU/ml，C反应蛋白（CRP）30.6 mg/L，血清IgA 1.68 g/L，尿N-乙酰-β-D-葡萄糖苷酶（NAG）34 u/L，α1微球蛋白44.5 mg/L，各项免疫及补体指标均在正常范围，中段尿培养（－），B超示双肾大小正常。

3. 综合分析　青年男性，急性上呼吸道感染后24小时内出现肉眼血尿，伴肾功能损伤。尿检

结果提示肾小球炎性病变+肾小管间质损伤+肾功能损伤，临床过程符合急性肾炎综合征，可能与链球菌感染的扁桃体炎相关。由于本次病前已有与发热同步血尿的病史，首先考虑IgA肾病的可能性。

肾功能损伤在较短时间内出现，有两种可能性：①伴有非感染原因的白细胞尿及突出的血尿、蛋白尿，提示活动性肾小球炎症，应考虑可能存在新月体形成；②存在肾小管间质损伤和（或）严重血尿引起红细胞管型造成肾小管堵塞，与血红蛋白（及其分解的铁离子）经氧化应激等机制造成的肾小管损伤有关；尿液检查均有相应提示。

临床初步诊断为急性肾炎综合征、AKI。

五、肾活检病理结果

1. 免疫荧光　IgA（3+），C3（3+），IgA沿肾小球系膜区团块状沉积（图6-1-2）。

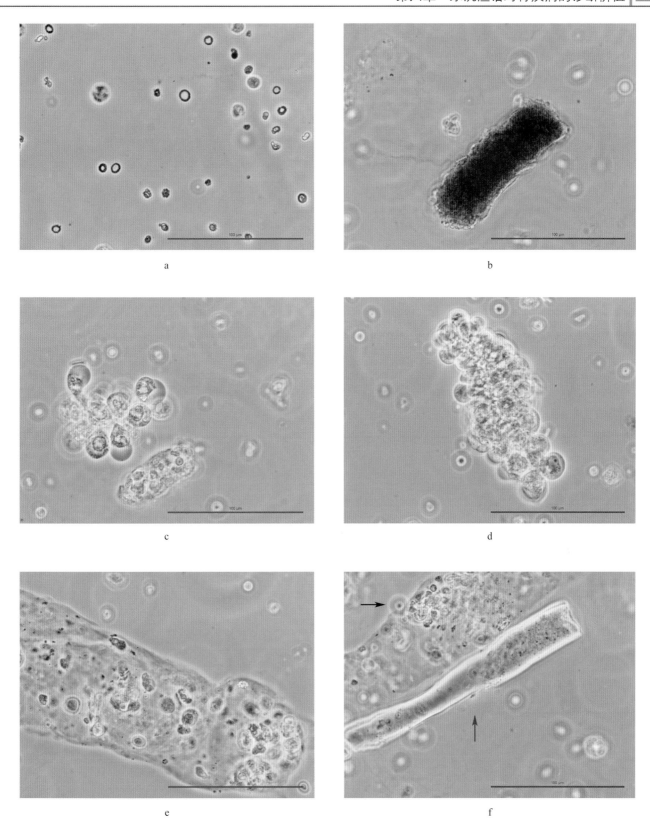

图6-1-1　尿液有形成分镜检图示（相位差显微镜 ×400）

a. 多形态红细胞；b. 红细胞管型；c. 肾小管上皮细胞和管型；d. 有核细胞团；e. 肾小管上皮细胞管型；f. 蜡样管型（蓝箭头）和混合
（肾小管上皮细胞和白细胞）管型（黑箭头）

2.光镜 肾小球系膜细胞及基质轻度不等增生，伴嗜复红蛋白沉积，小细胞性新月体形成（图6-1-3）；肾小管上皮细胞刷状缘脱落、灶状萎缩，肾间质水肿，单核、淋巴细胞浸润（图6-1-4）。

3.电镜 肾小球系膜区团块状电子致密物沉积（图6-1-5）。

4.病理诊断 局灶性增生性IgA肾病（牛津分型：M1E0S0T1C1）伴急性肾小管间质肾病

六、评述

尿沉渣镜检是尿液常规检查的核心内容之一。其对临床诊断的辅助作用要通过几个步骤来完成。①全面而准确地认定镜检异常是基础（如本例中表格所示）。②综合分析这些尿检异常，推导相应疾病。在大多数日常检验工作中，检验科医师通常不掌握患者的临床信息，但如本例所示，通过对尿检异常的仔细分析，仍可以推导出重要的临床线索。变形红细胞尿及红细胞管型，提示肾小球源性血尿，可以因为各种肾小球肾炎，也可以因为薄基底膜肾病；尿中可见肾小管上皮细胞表明肾小管的损伤；无菌性白细胞尿和白细胞管型，可以由肾小球或肾小管间质部位的非感染性炎症导致；前蜡样管型和蜡样管型则提示肾功能不全。综合上述发现，可以推导出两种可能性。其一是患者患有某种新月体性肾小球肾

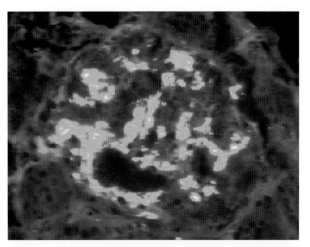

图6-1-2 IgA沿肾小球系膜区团块状沉积（荧光显微镜×400）

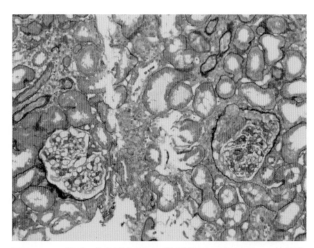

图6-1-3 肾小球系膜细胞和基质轻重不等增生，小细胞性新月体形成（PASM×200）

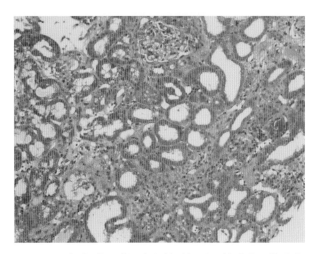

图6-1-4 肾小球系膜细胞和基质轻重不等增生，伴嗜复红蛋白沉积，肾小管上皮细胞刷状缘脱落、灶状萎缩，肾间质水肿，淋巴和单核细胞浸润（Masson×200）

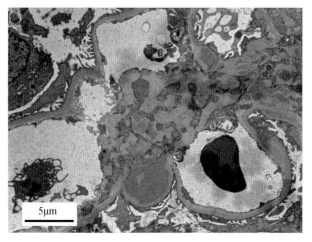

图6-1-5 肾小球系膜区团块状电子致密物沉积（电镜×6 000）

炎（50%的肾小球内新月体形成），导致肾功能损伤及继发了下游的肾小管间质病变。其二是相对较轻的肾小球肾炎（不足以导致肾功能损伤）合并肾小管间质病变。③结合临床信息可以获得进一步推断。患者有蛋白尿、肾小球源性血尿、与发热同步的血尿，IgA肾病可能性最大。IgA肾病患者出现急性肾功能不全，常见的原因有新月体性肾炎、明显血尿对肾小管的损伤、药物或毒物引起的肾小管间质病变，这些都需要肾病理的印证。最后证实为局灶性增生性IgA肾病（M0E0S0T0C1），少量新月体形成伴急性肾小管间质肾病，对应的是步骤②中尿检异常分析推导的第二种情况。其中伴

随的急性肾小管间质肾病还不能用单纯的明显血尿导致的肾小管损伤解释，因为这种情况以肾小管损伤为主，肾间质炎症细胞浸润不明显，本例的多灶状肾间质炎症细胞浸润应怀疑有药物诱发的间质性肾炎的可能，应提醒临床医师仔细询问患者发热期间的用药情况。

本例说明，通过对尿液异常的细致合理的推导，可以为临床提供更多的有用信息，即使是多种疾病并存的复杂情况，也能发挥重要作用。当然，紧密联系临床及肾病理的印证，为其今后更有效地使用提供了保证。

病　例　二

一、尿检申请单

性别　男性

年龄　14岁

临床初步印象：过敏性紫癜

二、尿液有形成分镜检结果

尿液有形成分镜检结果见表6-2-1、图6-2-1。

表6-2-1　尿液有形成分镜检结果

外观	浅粉色，清				
镜检结果					
细胞	**/HPF**	**管型**	**/LPF**	**结晶**	
RBC	满视野	RBC管型	0～1	草酸钙	（－）
多形态	80%	WBC管型	（－）	无定形磷酸盐	（－）
正常形态	20%	RTEC管型	偶见	尿酸	（－）
血尿类型	混合型	混合管型		磷酸铵镁	（－）
WBC	5～8	RBC+WBC	偶见	黏液丝	（－）
中性多形核粒细胞	70%	RTEC+WBC	偶见	**细菌**	（－）
单个核细胞	30%	RBC+RTEC	（－）	**真菌**	（－）
RTEC	（－）	颗粒管型	（－）	**精子**	（－）
吞噬细胞	（－）	透明-细颗粒管型	10～15	**滴虫**	（－）
脂肪颗粒细胞	（－）	脂肪管型	（－）	**其他**	（－）
其他细胞	（－）	前蜡样	（－）		
有核细胞团	（－）	蜡样管型	（－）		

注：RBC为红细胞，WBC为白细胞，RTEC为肾小管上皮细胞

三、尿检分析报告

1. 可见明显的多形态红细胞为主，伴部分正常形态红细胞的混合型血尿，并有少量白细胞和红细胞管型，红、白细胞混合管型，提示存在肾小球急性炎症。

2. 偶见肾小管上皮细胞管型和白细胞上皮细胞混合管型，提示存在肾小管间质损伤。

综上所述并结合尿蛋白定量，尿检特点为多细胞多管型，系Ⅰ类尿沉渣谱，提示主要病变位于肾小球，系急性炎症，伴有肾小管间质损伤。鉴于患者临床诊断为过敏性紫癜，血尿明显，其

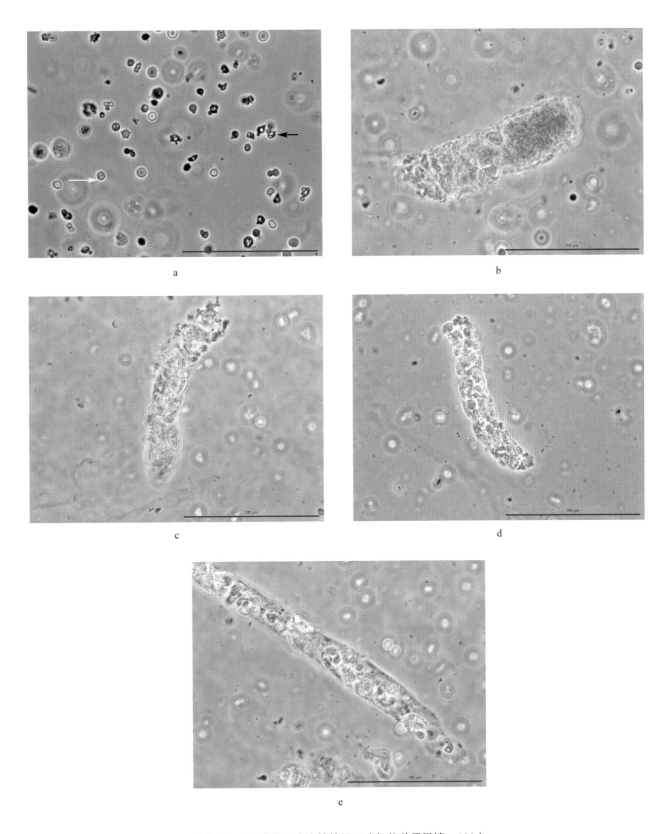

a

b

c

d

e

图6-2-1　尿液有形成分镜检图示（相位差显微镜×400）

a. 多形态红细胞（黑箭头）伴正常形态（黄箭头）红细胞；b. 红细胞管型；c. 红细胞和白细胞混合管型；d. 肾小管上皮细胞管型；e. 肾小管上皮细胞和白细胞混合管型

中部分为正常形态红细胞，应警惕有无肾小球毛细血管袢坏死。

四、查阅临床检查资料

1. 病史　40余天前感冒后一周发现双下肢水肿，伴下肢对称性紫癜样皮疹。当地医院尿检发现血尿、蛋白尿，诊断为过敏性紫癜，给予泼尼松治疗，一周后症状消失，尿检正常。近一周前因劳累再现血尿，未见皮疹、水肿，亦无发热、头痛、关节肿痛、腹痛、黑便等症状。否认肝炎病史，曾患疱疹性咽炎。无食物或药物过敏史及特殊用药史。BP 121/76 mmHg，咽部无异常，双足内侧尚遗留数个散在陈旧出血点。

2. 实验室检查　血常规正常；尿蛋白定量1.75 g/d；肝功能正常，Scr 54.91 μmol/L，血尿素氮（BUN）3.84 mmol/L；免疫学指标IgG 8.92 g/L，IgA 2.24 g/L，IgM 1.26 g/L，C3 1.0 g/L，ASO 170 U/L，抗核抗体谱（－）。B超示双肾大小正常。

3. 综合分析　青少年患者，急性起病。近期有典型皮肤型过敏性紫癜发作病史，当时尿检已有异常，并经激素治疗好转，提示过敏性紫癜肾炎可能。本次发病由劳累诱发，同样表现为血尿、蛋白尿，其尿沉渣镜检提示肾小球急性炎症，符合急性肾炎综合征。因本次发病无皮疹及其他全身症状，但病情变化距首次发病时间短，

且并未发现自身免疫病的化验异常，仍考虑过敏性紫癜肾炎病情持续的可能性大。鉴于患者有咽炎病史，本次化验发现ASO增高，还需注意除外急性链球菌感染后肾炎的可能性。

该患者目前肾功能正常，但尿检发现为Ⅰ类尿沉渣谱，血尿突出并伴有多细胞管型，可能存在肾小球毛细血管袢坏死，同时伴有肾小管间质损伤，均提示肾小球急性炎症病变可能较重或有进展趋势，应尽快行肾活检病理确诊。

临床初步诊断为急性肾炎综合征，过敏性紫癜肾炎？

五、肾活检病理结果

1. 免疫荧光　IgA（3+），IgM（1+），C3（2+），C1q（±），IgA沿肾小球系膜区团块状沉积（图6-2-2）。

2. 光镜　肾小球系膜细胞及基质轻度弥漫性增生，局灶性节段性内皮细胞增生，伴少量中性粒细胞浸润（图6-2-3），系膜区嗜复红蛋白沉积（图6-2-4）。

3. 电镜　肾小球系膜细胞及基质轻度增加，系膜区、副系膜区块状电子致密物沉积（图6-2-5）。

4. 病理诊断　局灶性增生性紫癜肾炎

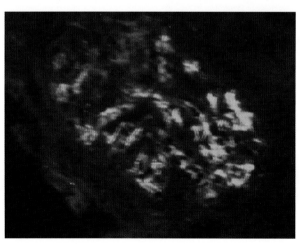

图6-2-2　IgA沿肾小球系膜区团块状沉积（荧光显微镜×400）

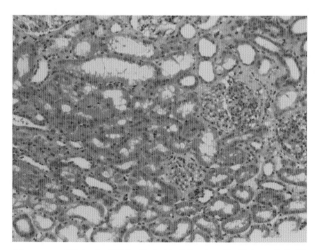

图6-2-3　肾小球系膜细胞和基质轻重不等增生，节段性内皮细胞增生（HE×200）

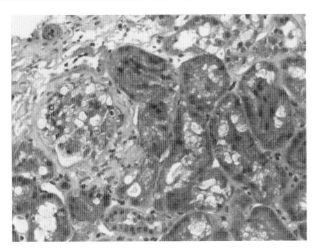

图6-2-4 肾小球系膜细胞和基质增生，嗜复红蛋白沉积（Masson×400）

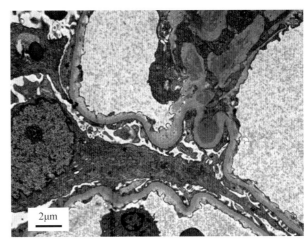

图6-2-5 肾小球系膜区团块状电子致密物沉积（电镜×6 000）

六、评述

如本例所示，紫癜肾炎与感染后急性肾小球肾炎的尿检结果非常相似，都呈现肾小球源性血尿，可伴有无菌性白细胞尿等肾小球明显炎症的表现。鉴别需要结合临床（感染与肾炎的时间关系、有无紫癜、血补体C3的动态演变等）和肾病理检查。

肾病理除了证实紫癜肾炎外，还发现大约有20%的肾小球有新月体形成，而新月体通常被认为是较为剧烈的炎症导致肾小球基底膜断裂、血浆及炎症细胞涌入包曼囊而形成的。基底膜断裂可以使漏出的红细胞不经挤压而形态正常，这在本例尿检分析中得到印证。尿液中正常形态红细胞的比例恰好为20%，这也许是个巧合。

病　例　三

一、尿检申请单

性别　女性

年龄　65岁

临床初步诊断：急进性肾小球肾炎

二、尿液有形成分镜检结果

尿液有形成分镜检结果见表6-3-1、图6-3-1。

表6-3-1　尿液有形成分镜检结果

外观	粉红色，微混				
镜检结果					
细胞	**/HPF**	**管型**	**/LPF**	**结晶**	
RBC	满视野	RBC管型	0~1	草酸钙	（－）
多形态	100%	WBC管型	（－）	无定形磷酸盐	（－）
正常形态		RTEC管型	（－）	尿酸	（－）
血尿类型	肾小球源	混合管型		磷酸铵镁	
WBC	8~10	RBC+WBC	偶见	黏液丝	（－）
中性多形核粒细胞	80%	RTEC+WBC		**细菌**	（－）
单个核细胞	20%	RBC+RTEC		**真菌**	（－）
RTEC	偶见	颗粒管型	0~2	**精子**	（－）
吞噬细胞	（－）	透明-细颗粒管型	（－）	**滴虫**	（－）
脂肪颗粒细胞	（－）	脂肪管型	（－）	**其他**	（－）
其他细胞	（－）	前蜡样	（－）		
有核细胞团	（－）	蜡样管型	0~1		

注：RBC为红细胞，WBC为白细胞，RTEC为肾小管上皮细胞

三、尿检分析报告

1. 存在满视野多形态红细胞和较多白细胞，伴红细胞管型及少数红细胞与白细胞混合管型，提示肾小球炎症性病变。

2. 存在肾小管上皮细胞和粗颗粒管型，部分管型较宽大，提示肾小管损伤。

3. 可见蜡样管型，表明肾功能受损。

综上所述并结合尿蛋白定量0.3 g/d，尿检特点为显著肾源性血尿伴白细胞尿、红细胞管型和混合细胞管型，呈多细胞多管型，系Ⅰ类尿沉渣谱；同时存在颗粒和宽大管型，系Ⅲ类尿沉渣

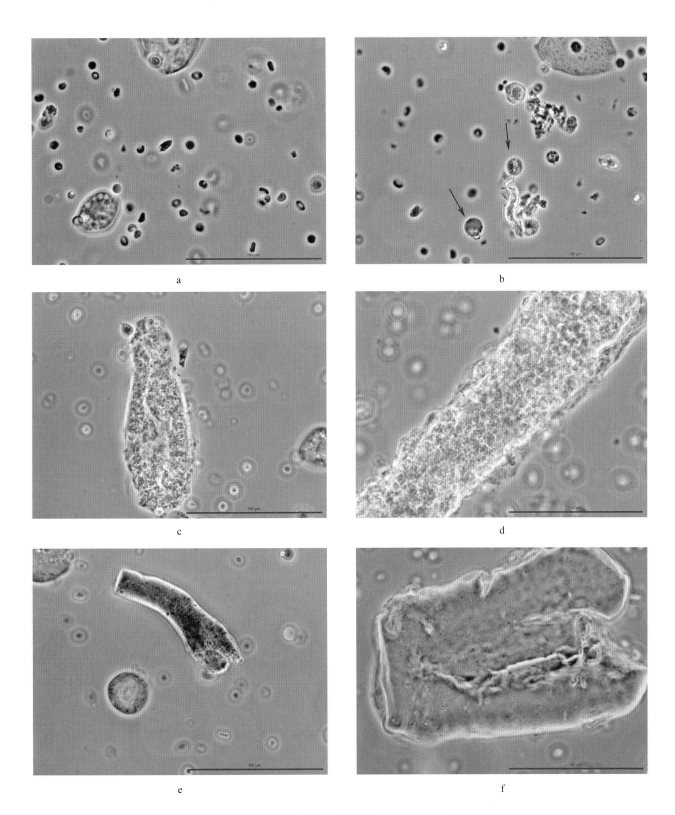

图6-3-1 尿液有形成分镜检图示（相位差显微镜×400）

a. 变形红细胞；b. 红细胞和白细胞（箭头）；c. 颗粒管型；d. 粗颗粒管型；e. 前蜡样管型（来自红细胞管型）；f. 蜡样管型

谱，提示肾小球炎性增殖性病变伴肾小管间质病和肾功能损伤。这种尿检特点结合临床初诊急进性肾小球肾炎，多见于新月体性肾炎，应尽快通知临床医师。

四、查阅临床检查资料

1.病史　一个月来乏力，食欲缺乏；3周来出现血尿和进行性尿量减少至无尿。病程中咳嗽吐痰，痰中带血丝，肺部CT检查呈血管炎相关表现，双肾B超基本正常。BP 130/70 mmHg。

2. 实验室检查　尿蛋白定量0.3g/24 h，血红蛋白73 g/L，血肌酐598.2 μmol/L，BUN 14.39 mmol/L。免疫学指标P-ANCA（核周型）阳性，抗髓过氧化物酶（MPO）抗体阳性（>200 RU/ml），抗肾小球基底膜（GBM）抗体 阳性（23 RU/ml），抗核抗体（ANA）阳性 颗粒型1:320，血清IgG 18.8 g/L（升高），血/尿免疫固定蛋白电泳未见单克隆条带。

3. 综合分析　老年女性，急性起病，全身表现为肺出血肾炎综合征，肾表现为急进性肾炎综合征（急性肾炎综合征+肾功能进行性恶化），尿沉渣镜检结果与之对应，肾小管损伤是严重肾小球病变的继发改变。血液检测发现ANCA及抗GBM抗体双阳性，因此，判断应为Ⅳ型急进性肾炎（新月体性肾炎），需要肾病理证实。

五、肾活检病理结果

1. 免疫荧光　 I g G（2～3+），I g M（1～2+），C3（3+），IgG沿肾小球毛细血管壁线状沉积（图6-3-2）。

2. 光镜　肾小球毛细血管袢严重破坏，细胞性、细胞纤维性和纤维性新月体形成，肾小管细胞空泡变性，多灶刷状缘脱落、萎缩，管腔内可见红细胞管型和蛋白管型。肾间质水肿，多灶单核/淋巴细胞浸润，少量中性粒细胞浸润伴纤维化。（图6-3-3、图6-3-4）

3. 电镜　肾小球毛细血管壁皱缩，未见电子致密物（图6-3-5）。

4. 病理诊断　Ⅳ型新月体肾炎（ANCA和抗

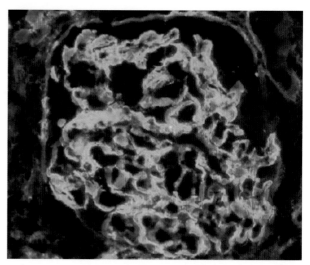

图6-3-2　IgG沿肾小球毛细血管壁线状沉积（荧光显微镜×400）

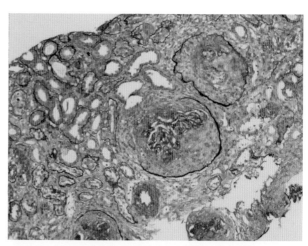

图6-3-3　肾小球毛细血管壁严重破坏，细胞性、细胞纤维性和纤维性新月体形成（PASM×200）

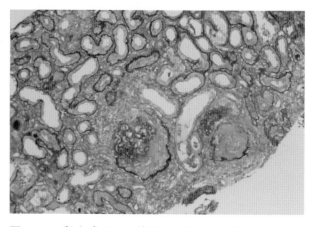

图6-3-4　肾小球毛细血管壁严重破坏，细胞性、细胞纤维性和纤维性新月体形成（PAS×200）

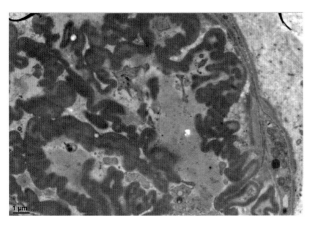

图6-3-5 肾小球毛细血管壁皱缩，未见电子致密物（电镜×6 000）

GBM抗体双阳性）

六、评述

临床上表现为急进性肾炎综合征，除了各型新月体性肾炎外，还有可能出现在各种肾小球肾炎合并急性肾小管间质病、血栓性微血管病的患者中，血液抗GBM抗体、ANCA的检测以及肾病理是十分必要的。因为肾小球炎症突出，可以继发肾小管间质病变，因此，尿检很难帮助鉴别这几种疾病。

病 例 四

一、尿检申请单

性别　女性

年龄　63岁

临床初步诊断：系统性红斑狼疮，狼疮肾炎

二、尿液有形成分镜检结果

尿液有形成分镜检结果见表6-4-1、图6-4-1。

表6-4-1　尿液有形成分镜检结果

外观	黄色，清亮				
镜检结果					
细胞	**/HPF**	**管型**	**/LPF**	**结晶**	
RBC	70～80	RBC管型	偶见	草酸钙	（－）
多形态	100%	WBC管型	1～3	无定形磷酸盐	（－）
正常形态		RTEC管型	0～2	尿酸	（－）
血尿类型	肾小球源	混合管型		磷酸铵镁	
WBC	15～20	RBC+WBC		黏液丝	（－）
中性多形核粒细胞	70%	RTEC+WBC	偶见	**细菌**	（－）
单个核细胞	30%	RBC+RTEC		**真菌**	（－）
RTEC	（－）	颗粒管型	（－）	**精子**	（－）
吞噬细胞	偶见	透明-细颗粒管型	20～30	**滴虫**	（－）
脂肪颗粒细胞	（－）	脂肪管型	（－）	**其他**	（－）
其他细胞	（－）	前蜡样	偶见		
有核细胞团	（－）	蜡样管型	0～2		

注：RBC红细胞，WBC白细胞，RTEC肾小管上皮细胞

三、尿检分析报告

1. 可见肾小球源血尿及偶见陈旧红细胞管型，伴有明显白细胞尿，提示存在肾小球增殖性炎症。

2. 可见粗细不一白细胞管型及混合（肾小管上皮细胞和白细胞）管型，提示肾小管间质损伤，白细胞管型也可能与肾小球炎症有关。

3. 可见前蜡样管型和蜡样管型，提示肾功能损伤。

综上所述并结合尿蛋白定量5.71 g/24 h，尿检特点：肾小球源血尿和明显白细胞尿，伴红细胞

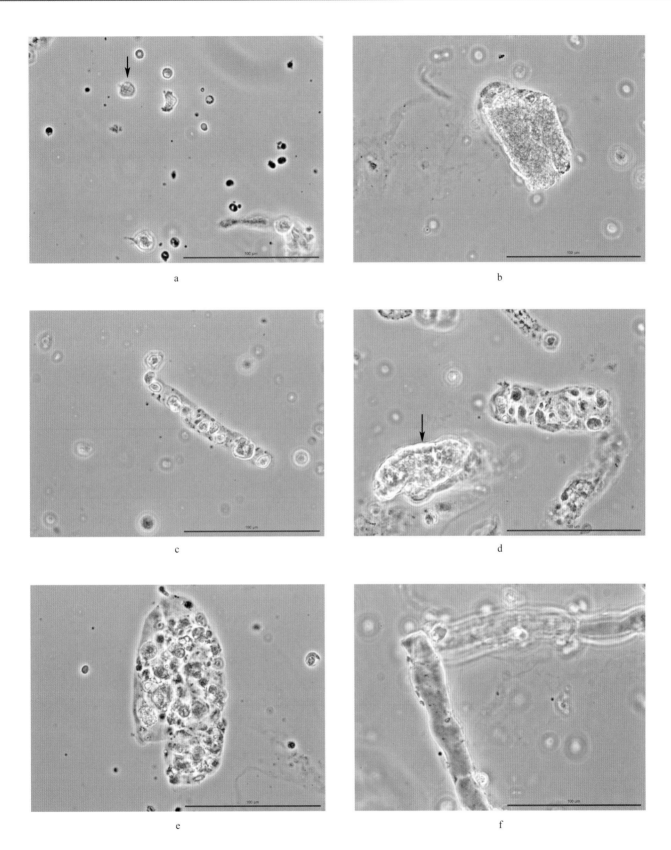

图6-4-1　尿液有形成分镜检图示（相位差显微镜×400）

a. 多形态红细胞和白细胞（箭头）；b. 红细胞管型（陈旧）；c. 白细胞管型（较细）；d. 白细胞管型（较粗）和前蜡样管型（箭头）；
e. 混合细胞管型（肾小管上皮细胞+白细胞）；f. 蜡样管型

管型和较多白细胞管型，此外还有粗大混合细胞管型及蜡样管型，认为系Ⅰ类加Ⅲ类尿沉渣谱，提示肾小球增殖性病变和肾小管间质损伤及肾功能受损。

患者为系统性红斑狼疮，提示存在狼疮肾炎，而且尿沉渣有形成分中白细胞及其管型特别明显，这是狼疮肾炎活动的特点，估计肾病理类型是Ⅳ型。

四、查阅临床检查资料

1. 病史　间断发热伴关节痛30年，近2个月上述症状再现而入院。30年前妊娠早期出现间断发热伴关节痛，尿检尿蛋白（4+），诊断系统性红斑狼疮、狼疮肾炎，经激素加免疫抑制药治疗好转。但间断有发热及关节痛，2个月来尿蛋白增加，免疫指标异常，口服泼尼松50 mg/d无效。病程中曾发生两侧股骨头坏死、高尿酸血症，无皮疹、雷诺现象、肉眼血尿等。BP 140/80 mmHg，体检无明显异常。

2. 实验室检查　尿蛋白定量5.71 g/d，Scr 110 μmol/L，BUN 12.89 mmol/L，Salb 22.3 g/L，红细胞沉降率（ESR）50 mm/h，ANA 1∶1000，双链DNA抗体 1+，补体C3 0.313 g/L（下降），IgG 19.1 g/L，CRP 15.54 mg/L，肾小管功能正常。

3. 综合分析　尿检验结果提示肾小球疾病（肾病+肾炎）合并肾小管间质病，这种广泛的病变范围，最常见于狼疮肾炎；当然，临床应做尿培养，确定白细胞尿是非感染性的，才能用来反映狼疮肾炎的活动性。肾小管间质损伤，而临床的常规肾小管功能未见异常，有可能对于轻型的病变，临床常规项目灵敏度可能不够；同理，肾功能方面的不一致也可能是同样的情况，血肌酐不是反映肾功能的灵敏指标。

五、肾活检病理结果

1. 免疫荧光　IgG（3+），IgA（3+），IgM（1+），C3（3+），C1q（3+），IgG1（2+），IgG2（3+），IgG3（3+），IgG4（3+），它们沿肾小球毛细血管壁及系膜区颗粒状及团块状沉积

（图6-4-2）。

2. 光镜　肾小球系膜细胞和内皮细胞弥漫增生，中性粒细胞浸润，内皮下系膜区大量嗜复红蛋白沉积，白金耳及节段微血栓形成，2个小细胞新月体形成。肾小管上皮细胞空泡颗粒变性，小灶状萎缩，管腔内少数红细胞管型及蛋白管型。肾间质小灶单核、淋巴细胞浸润及纤维化。小动脉管壁增厚（图6-4-3、图6-4-4）。

3. 电镜　肾小球系膜细胞和内皮细胞增生，内皮下、系膜区、上皮下及GBM内块状电子致密物沉积，上皮细胞足突广泛融合。肾小管上皮细胞溶酶体增加，部分萎缩。肾间质淋巴、单核细胞浸润及纤维化（图6-4-5）。

4. 病理诊断　结合临床，符合毛细血管内增

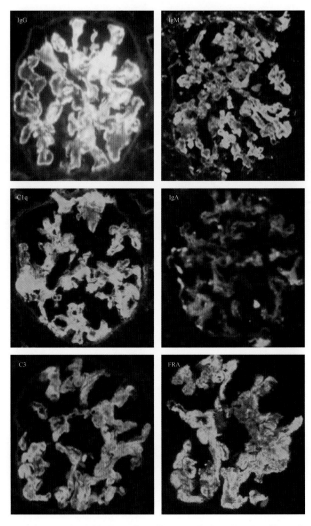

图6-4-2　免疫球蛋白和补体呈"满堂亮"样沿肾小球毛细血管壁和系膜区颗粒状和团块状沉积（荧光显微镜×400）

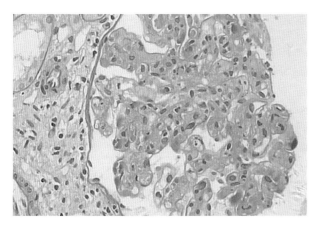

图6-4-3 肾小球系膜细胞和内皮细胞弥漫增生，白细胞浸润，核碎形成（PAS×400）

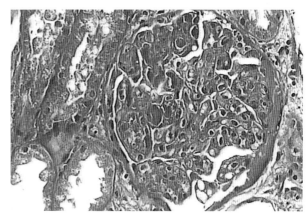

图6-4-4 肾小球系膜细胞和内皮细胞弥漫增生，上皮下、内皮下、系膜区嗜复红蛋白沉积，节段性"白金耳"状结构形成（Masson×400）

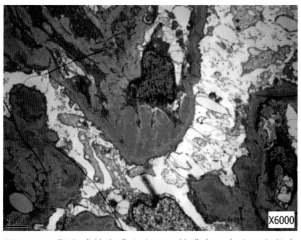

图6-4-5 肾小球基底膜上皮下、基膜内、内皮下多数电子致密物沉积，上皮细胞足突弥漫融合（电镜×6 000）

生性狼疮肾炎ⅣG（A）。

六、评述

在此例中，肾病理与尿液检验在反映肾小球病变的活动性方面完全吻合，但在肾小管间质病变方面病理显得较轻，有可能是由于红斑狼疮患者病情变化快，也可能由于肾穿刺取到了较轻的部位。根据最终的诊断，应立即加用免疫抑制剂，一方面有效控制狼疮的活动性，另一方面，帮助快速减少激素，以减少进一步对患者股骨头损伤的副作用。

病　例　五

一、尿检申请单

性别　女性

年龄　49岁

临床初步诊断：肾病综合征

二、尿液有形成分镜检结果

尿液有形成分镜检结果见表6-5-1、图6-5-1。

<table>
<tr><th colspan="6">表6-5-1　尿液有形成分镜检结果</th></tr>
<tr><td>外观</td><td>黄色，清亮</td><td></td><td></td><td></td><td></td></tr>
<tr><td>镜检结果</td><td></td><td></td><td></td><td></td><td></td></tr>
<tr><td>**细胞**</td><td>**/HPF**</td><td>**管型**</td><td>**/LPF**</td><td>**结晶**</td><td></td></tr>
<tr><td>**RBC**</td><td>偶见</td><td>RBC管型</td><td>（－）</td><td>草酸钙</td><td>（－）</td></tr>
<tr><td>多形态</td><td>变形</td><td>WBC管型</td><td>（－）</td><td>无定形磷酸盐</td><td>（－）</td></tr>
<tr><td>正常形态</td><td></td><td>RTEC管型</td><td>（－）</td><td>尿酸</td><td>（－）</td></tr>
<tr><td>血尿类型</td><td></td><td>混合管型</td><td>（－）</td><td>磷酸铵镁</td><td></td></tr>
<tr><td>**WBC**</td><td>偶见</td><td>RBC＋WBC</td><td></td><td>黏液丝</td><td>（－）</td></tr>
<tr><td>中性多形核粒细胞</td><td></td><td>RTEC＋WBC</td><td></td><td>**细菌**</td><td>（－）</td></tr>
<tr><td>单个核细胞</td><td></td><td>RBC＋RTEC</td><td></td><td>**真菌**</td><td>（－）</td></tr>
<tr><td>**RTEC**</td><td>0～3</td><td>颗粒管型</td><td>（－）</td><td>**精子**</td><td>（－）</td></tr>
<tr><td>吞噬细胞</td><td>（－）</td><td>透明-细颗粒管型</td><td>（－）</td><td>**滴虫**</td><td>（－）</td></tr>
<tr><td>泡沫细胞</td><td>（－）</td><td>脂肪管型</td><td>（－）</td><td>**其他**</td><td>（－）</td></tr>
<tr><td>其他细胞</td><td>（－）</td><td>前蜡样</td><td>（－）</td><td></td><td></td></tr>
<tr><td>有核细胞团</td><td>（－）</td><td>蜡样管型</td><td>（－）</td><td></td><td></td></tr>
</table>

注：RBC为红细胞，WBC为白细胞，RTEC为肾小管上皮细胞

三、尿检分析报告

1. 镜检偶见变形红细胞和白细胞，正常成人尿沉渣可见变形红细胞，但不超过2/HPF，也可偶见白细胞。

2. 镜下存在肾小管上皮细胞，正常人尿沉渣镜检看不到肾小管上皮细胞，提示本患者已有肾小管损伤。

3. 未见管型尿。

综上所述并结合尿蛋白定量，该病例尿检特

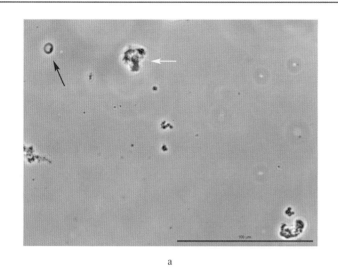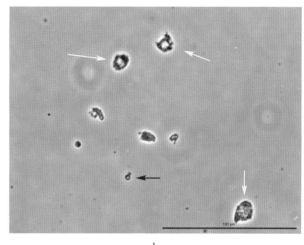

a

b

图6-5-1　尿液有形成分镜检图示（相位差显微镜×400）

a.面包圈样红细胞（蓝箭头）和肾小管上皮细胞（黄箭头）；b.棘红细胞（蓝箭头）和肾小管上皮细胞（黄箭头）

点为大量蛋白尿而无血尿及管型尿，系Ⅱ类尿沉渣谱，提示肾小球存在非增殖性病变。正常尿液本应无肾小管上皮细胞，而本例尿检发现肾小管上皮细胞，可能与大量蛋白尿导致肾小管上皮细胞损伤有关，请临床医师关注。尿检未见肾功能受损证据。

四、查阅临床检查资料

1.病史　双下肢水肿逐渐波及全身1月余，当地检查尿蛋白（3+），潜血（−），对症治疗无效，一周来因水肿加重而就诊。既往史及家族史无特殊，无近期用药史及过敏史。体检BP146/86 mmHg，腹壁及下肢凹陷性水肿，余未见异常。

2. 实验室检查　血常规正常。尿蛋白定量7.5 g/d。肝功能正常，TP49.2 g/L，白蛋白（Alb）28.8 g/L，Scr 53 μmol/L，总胆固醇（TCHO）12 mmol/L。IgG 6.21 g/L，IgA 0.42 g/L，IgM 0.33 g/L，其余各项免疫及补体指标均在正常范围。乙肝及丙肝相关检查、肿瘤筛查均为阴性。

3. 综合分析　中年女性，急性起病。尿检特点为Ⅱ类尿沉渣谱，临床与之相符表现为大量蛋白尿（>3.5g/d），伴有低白蛋白血症（<30g/L）、高度水肿和高胆固醇血症，符合肾病综合征。该患者既往并无高血压病史或家族史，故其轻度高血压以严重水钠潴留所致的肾性高血压可

能性大。中老年肾病综合征常见继发于一些全身性疾病，如肝炎、糖尿病、淀粉样变性、肿瘤性疾病等，而上述疾病在本例的病史和临床检查中均无任何征象，故可基本排除，考虑其为原发性肾病综合征的可能性大。

原发肾病综合征的治疗及疗效均与其病理类型密切相关。在其病理类型中，系膜增生性肾小球肾炎和系膜毛细血管性肾小球肾炎常见于青少年或青壮年，血尿、高血压均较突出。如本例表现为中老年单纯性肾病综合征者，病理类型可能为微小病变型肾病（MCD）、膜性肾病（MN）或局灶性节段性肾小球硬化症（FSGS）。由于后两类通常分别有30%或50%左右的患者可伴有血尿，后者还容易伴有肾功能不全，而本例尿检显示无镜下血尿和管型尿，化验肾功能尚正常，故推测其病理类型以MCD的可能性较大。临床若有条件还可以做血清磷脂酶A2受体（PLA2R）的检查，以进一步除外原发性MN的可能性。

原则上中老年患者均应行肾活检明确病理类型后再实施激素或免疫抑制剂的治疗。本例病情单纯、无用药禁忌，也可以先行对症并给予激素治疗，若疗效不佳或有病情变化时再做肾活检。

临床初步诊断为原发性肾病综合征，微小病变型肾病？

五、肾活检病理结果

1.免疫荧光　免疫球蛋白及补体均阴性。

2.光镜　肾小球系膜细胞和基质轻微增生，肾小球基底膜空泡变性，肾小管上皮细胞空泡颗粒变性，肾间质及小动脉未见异常（图6-5-2、图6-5-3）。

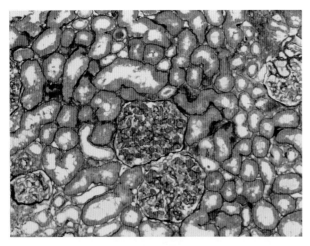

图6-5-2　肾小球系膜细胞和基质轻微增生，基底膜空泡变性，肾小管上皮细胞空泡和颗粒变性（PASM×200）

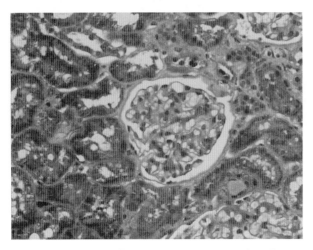

图6-5-3　肾小球系膜细胞和基质轻微增生，肾小管上皮细胞空泡和颗粒变性（Masson×400）

3.电镜　肾小球上皮细胞足突弥漫融合，未见电子致密物沉积（图6-5-4）。

4.病理诊断　微小病变型肾病

六、评述

MCD是最经典的肾病之一，病理没有炎症性病变（增生或炎症细胞浸润），尿检除了大量蛋白尿以外，几乎没有其他发现。本病例的尿检需要说明两点：①尿沉渣中出现未达到血尿标准的少量红细胞，无论是否变形，通常不具有临床价值；②尿中出现肾小管上皮细胞是异常现象，提示肾小管受损（大量蛋白尿可以损伤肾小管），但不一定可以导致临床上能够检测到肾功能损伤。最后需要说明的是，本例通过除外常见的继发性疾病后，诊断原发性肾病综合征；即使肾穿刺病理诊断MCD，也还要注意除外继发性疾病，中年是原发性MCD的发病低谷期，所以本例患者还要在临床上主动排查可以引发MCD的其他疾病，如淋巴瘤、汞中毒（肾小管毒性），这些在病理上是几乎无法区别的。

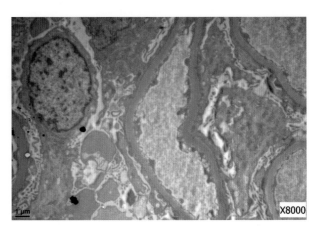

图6-5-4　肾小球上皮细胞足突弥漫融合，未见电子致密物沉积（电镜×8 000）

病 例 六

一、尿检申请单

性别　男性

年龄　30岁

临床初步诊断：肾病综合征

二、尿液有形成分镜检结果

尿液有形成分镜检结果见表6-6-1、图6-6-1。

<table>
<tr><td colspan="6">表6-6-1　尿液有形成分镜检结果</td></tr>
<tr><td>外观</td><td colspan="5">黄色，清亮</td></tr>
<tr><td>镜检结果</td><td></td><td></td><td></td><td></td><td></td></tr>
<tr><td>细胞</td><td>/HPF</td><td>管型</td><td>/LPF</td><td>结晶</td><td></td></tr>
<tr><td>RBC</td><td>5～7</td><td>RBC管型</td><td>（－）</td><td>草酸钙</td><td>（－）</td></tr>
<tr><td>多形态</td><td>100%</td><td>WBC管型</td><td>（－）</td><td>无定形磷酸盐</td><td>（－）</td></tr>
<tr><td>正常形态</td><td></td><td>RTEC管型</td><td>（－）</td><td>尿酸</td><td>（－）</td></tr>
<tr><td>血尿类型</td><td>肾小球源</td><td>混合管型</td><td>（－）</td><td>磷酸铵镁</td><td>（－）</td></tr>
<tr><td>WBC</td><td>3～4</td><td>RBC+WBC</td><td></td><td>黏液丝</td><td>较多</td></tr>
<tr><td>中性多形核粒细胞</td><td></td><td>RTEC+WBC</td><td></td><td>细菌</td><td>（－）</td></tr>
<tr><td>单个核细胞</td><td></td><td>RBC+RTEC</td><td></td><td>真菌</td><td>（－）</td></tr>
<tr><td>RTEC</td><td>0～1</td><td>颗粒管型</td><td>（－）</td><td>精子</td><td>（－）</td></tr>
<tr><td>吞噬细胞</td><td>（－）</td><td>透明-细颗粒管型</td><td>1～2</td><td>滴虫</td><td>（－）</td></tr>
<tr><td>泡沫细胞</td><td>（－）</td><td>脂肪管型</td><td>偶见</td><td>其他</td><td>散在脂滴</td></tr>
<tr><td>其他细胞</td><td>（－）</td><td>前蜡样</td><td>（－）</td><td></td><td></td></tr>
<tr><td>有核细胞团</td><td>（－）</td><td>蜡样管型</td><td>（－）</td><td></td><td></td></tr>
</table>

注：RBC为红细胞，WBC为白细胞，RTEC为肾小管上皮细胞

三、尿检分析报告

1. 可见透明-细颗粒管型和较多黏液丝，伴散在脂肪滴和脂肪管型，提示存在肾病综合征。

2. 可见肾小管上皮细胞，提示存在肾小管损伤。

3. 可见轻度镜下肾小球源血尿（RBC<10/HPF）。

综上所述并结合尿蛋白定量8.2 g/d，尿检特点为大量蛋白尿和脂质尿，系Ⅱ型尿沉渣谱，提示肾小球非增殖性病变。但存在轻度镜下肾小球源血尿和较多黏液丝，与病例四（MCD）有所不

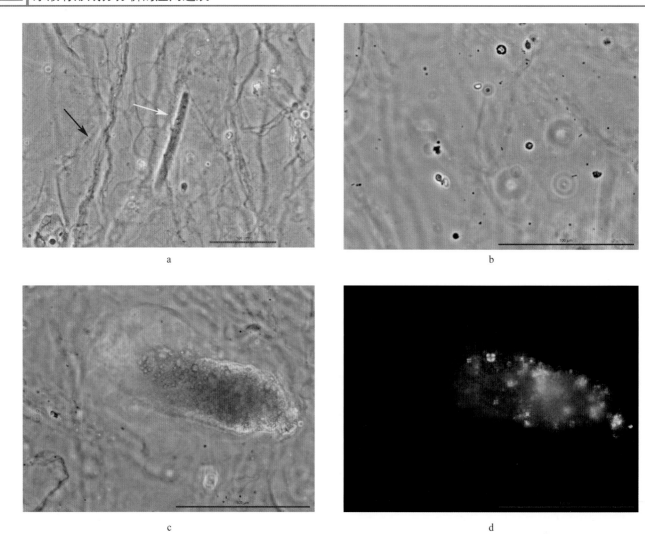

图6-6-1 尿液有形成分镜检图示

a.透明-细颗粒管型（红箭头）和较多黏液丝（蓝箭头）（位相差显微镜×200）；b.变形红细胞（相位差显微镜×400）；c.脂肪管型（相位差显微镜×400）；d.脂肪管型（偏振光显微镜×400）

同，这种尿沉渣以膜性肾病较多见。

四、查阅临床检查资料

1.病史　3年前于上呼吸道感染后发现双下肢水肿，尿泡沫增多，当地医院诊断肾病综合征，口服足量泼尼松2个月，病情未缓解。继用泼尼松加他克莫司后曾一度蛋白尿消失，但常有反复。1个月前因劳累尿蛋白增加和低白蛋白血症而入我院。无特殊家属史和用药史，体检正常。

2.实验室检查　尿蛋白定量8.2 g/d，Scr 49 μmol/L，Salb 31.7 g/L，TCHO 7.41 mmol/L，血/尿免疫固定蛋白电泳未见单克隆条带，抗PLA2R阳性（22 RU/ml）。双肾B超正常。

3.综合分析　青年男性，慢性病程，肾病综合征，泼尼松加他克莫司治疗有效，但多次复发，抗PLA2R（＋），提示原发性膜性肾病。尿沉渣镜检的有关发现与此对应，肾小管损伤的可能源于大量蛋白尿的肾小管毒性。大量黏液丝常出现在膜性肾病的患者尿中，比较有特点，是主编多年工作中的独特发现。

五、肾活检病理结果

1．免疫荧光　IgG（3＋）C3（2＋），IgG1（3＋），IgG3（2＋），IgG4（3＋）（图6-6-2）。

2．光镜　48个肾小球中2个纤维硬化。系膜细胞及基质轻度增加，肾小球基底膜空泡变性，节段性轻度增厚，上皮下嗜复红蛋白沉积。肾小管上皮细胞空泡颗粒变性，小灶状萎缩。肾间质小灶状单核-淋巴细胞浸润和纤维化。小动脉未见异常（图6-6-3、图6-6-4）。

3. 电镜　肾小球基底膜轻度增厚，上皮下少数块状电子致密物沉积，上皮细胞足突广泛融合（图6-6-5）。

4. 病理诊断　Ⅰ期膜性肾病

六、评述

为什么在膜性肾病的患者尿中会出现大量黏液丝，它的成分是什么，它能否预测治疗反应，这些目前都没有答案。但是作者的这一发现，为不能进行肾病理检查的患者，提供了一条经验性的线索，希望未来的医学新人与我们一起进行研究。

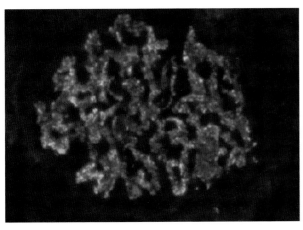

图6-6-2　IgG沿肾小球毛细血管壁颗粒状沉积（荧光显微镜×400）

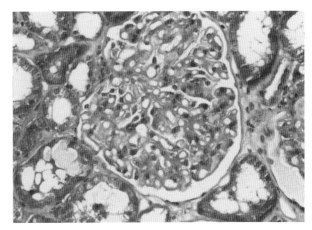

图6-6-3　肾小球系膜细胞和基质轻微增生，基底膜空泡变性，节段性轻度增厚（PASM×400）

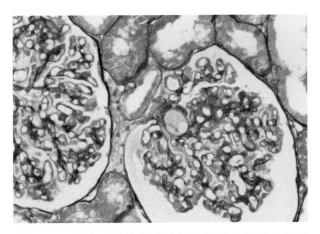

图6-6-4　肾小球基底膜上皮下少量嗜复红蛋白沉积（Masson×400）

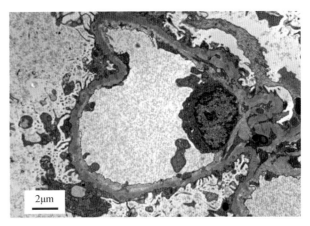

图6-6-5　肾小球基底膜上皮下少量电子致密物沉积，上皮细胞足突弥漫融合（电镜×8 000）

病 例 七

一、尿检申请单

性别　男性

年龄　36岁

临床初步诊断：肾病综合征，急性肾损伤

二、尿液有形成分镜检结果

尿液有形成分镜检结果见表6-7-1、图6-7-1。

表6-7-1　尿液有形成分镜检结果

外观	黄色，清亮				
镜检结果					
细胞	**/HPF**	**管型**	**/LPF**	**结晶**	
RBC	3～5	RBC管型	（－）	草酸钙	（－）
多形态	100%	WBC管型	（－）	无定形磷酸盐	（－）
正常形态		RTEC管型	0～1	尿酸	（－）
血尿类型	肾小球源	混合管型		磷酸铵镁	
WBC	3～4	RBC+WBC	（－）	黏液丝	（－）
中性多形核粒细胞		RTEC+WBC	偶见	**细菌**	（－）
单个核细胞		RBC+RTEC	（－）	**真菌**	（－）
RTEC	4～5（散在小堆）	颗粒管型	（－）	**精子**	（－）
吞噬细胞	（－）	透明-细颗粒管型	5～10	**滴虫**	（－）
脂肪颗粒细胞	偶见小堆	脂肪管型	（－）	**其他**	（－）
其他细胞	偶见可疑足细胞	前蜡样	偶见		
有核细胞团	（－）	蜡样管型	（－）		

注：RBC为红细胞，WBC为白细胞，RTEC为肾小管上皮细胞

三、尿检分析报告

1.存在大量肾小管上皮细胞及其管型，部分管型宽大，提示急性肾小管损伤。

2.存在复粒细胞（含脂肪颗粒），偶尔呈小堆分布，见于大量蛋白尿尤其是肾病综合征。

3.可见前蜡样管型，表明肾功能受损。

4.可见数个可疑足细胞（足细胞形态较大、

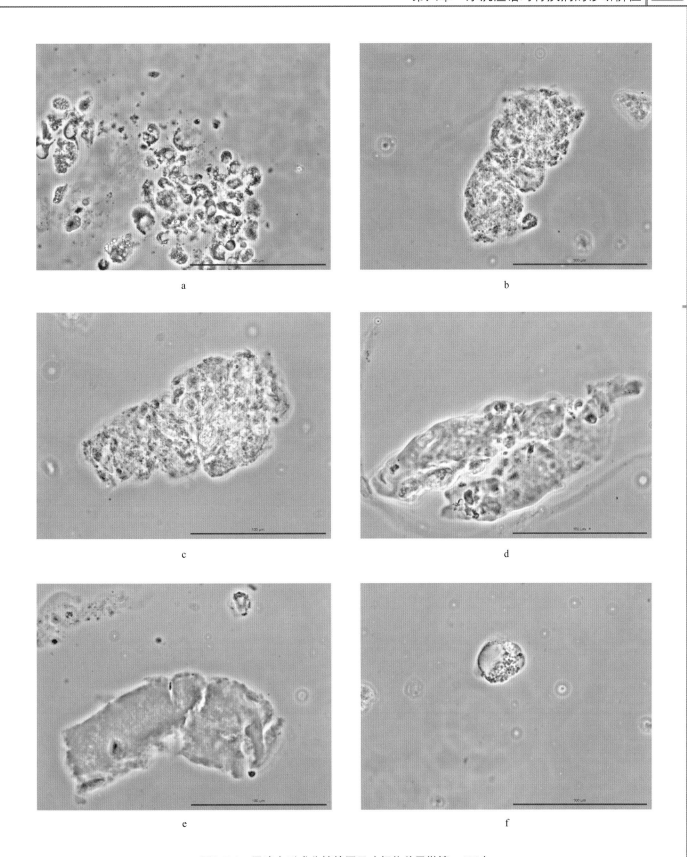

图6-7-1　尿液有形成分镜检图示（相位差显微镜×400）

a.肾小管上皮细胞；b和c.肾小管上皮细胞管型；d.有核细胞管型（RTEC+WBC）；e.前蜡样管型；f.可疑足细胞

胞核圆或卵圆形、多偏位，需特染确认），提示可能存在足细胞病。

综上所述并结合尿蛋白定量15.09 g/d，尿检特点为大量蛋白尿，无明显血尿和白细胞尿，而伴较多肾小管上皮细胞（部分细胞含脂肪颗粒）及其管型，系Ⅱ类+Ⅲ类尿沉渣谱，提示存在肾小球非增殖性病变和肾小管损伤。前蜡样管型提示肾功能损伤。此外，存在数个可疑足细胞，提示肾综合征病因可能是局灶性节段性肾小球硬化。

四、查阅临床检查资料

1. 病史 3周前发现双眼睑水肿，逐渐波及全身，无明显少尿。尿检发现大量蛋白，有低白蛋白血症和高脂血症，伴血肌酐升高入院。2年前右下肢深静脉血栓，服华法林抗凝至今，1年前因关节痛服中药9个月（具体药名不知）。体检除右下肢较对侧粗大、肿胀、大片陈旧紫癜外，余无明显异常。BP 134/87 mmHg。

2. 实验室检查 尿蛋白定量15.09 g/d，Scr 185.7 μmol/L，BUN 3.45 mmol/L，Salb 20g/L，TG 6.21 mmol/L，TCHO 7.31 mmol/L，低密度脂蛋白（LDL）3.22 mmol/L，高密度脂蛋白（HDL）1.08 mmol/L，抗PLA2R阴性。免疫学指标基本正常。

3. 综合分析 患者有关节痛、服用中药等病史，因此，后来突发肾病综合征合并AKI，要考虑患者未告知的服用镇痛药（NSAID）引起的微小病变型肾病合并急性间质性肾炎的可能，这需要肾病理排除；另外还要注意除外肾病综合征合并华法林相关肾病导致的AKI，但患者尿RBC不突出，不支持这一可能；临床上需要检测患者的凝血功能，以明确是否存在华法林过量。尿中发现可疑的足细胞（若能做足细胞标志物染色确定则更好），提示可能存在足细胞脱落，这在肾病综合征中最常见于局灶性节段性肾小球硬化，因为足细胞脱落是肾小球节段性硬化形成的重要环节。上述这些需要肾病理提供证据。

五、肾活检病理结果

1. 免疫荧光 免疫球蛋白及补体均阴性。

2. 光镜 GBM空泡变性，1个肾小球节段性硬化。肾小管空泡颗粒变性，多灶刷状缘脱落，管腔扩张。肾间质水肿，灶状淋巴单核细胞浸润，小动脉管壁增厚（图6-7-2、图6-7-3）。

3. 电镜 肾小球脏层上皮细胞足突广泛融合，基底膜未见病变，未见电子致密物沉积。

肾小管上皮溶酶体增多，部分微绒毛脱落；肾间质水肿伴少量单核淋巴细胞浸润。结合光镜，符合局灶性节段性肾小球硬化症伴急性肾小管损伤（图6-7-4）。

4. 病理诊断 符合非特殊型局灶性节段性肾小球硬化症（FSGS）伴急性肾小管损伤。

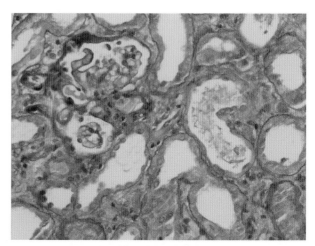

图6-7-2 肾小球系膜细胞和基质轻度增生，节段性硬化，球囊粘连（PAS×400）

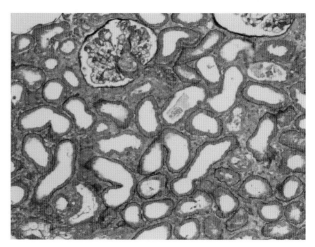

图6-7-3 肾小球系膜细胞和基质轻度增生，节段性硬化，球囊粘连，肾小管上皮多灶状刷状缘脱落，肾间质弥漫性水肿（Masson×200）

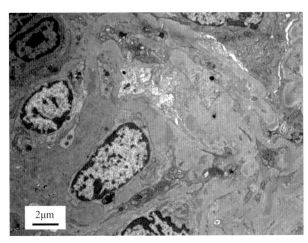

图6-7-4　肾小球系膜基质增生，上皮细胞足突弥漫性融合，未见电子致密物（电镜×8 000）

六、评述

尖端型FSGS是FSGS的5种类型之一，病理特征为：节段性硬化出现在肾小球尿极，相应部位包曼囊内常见多量足细胞。其临床表现、治疗反应及预后相对较好，接近于MCD。大量蛋白尿或某些肾毒性药物的使用，也会导致急性肾小管损伤，临床上表现为急性肾损伤。该患者尿检中发现足细胞、脂肪颗粒细胞、肾小管上皮细胞及管型，以及前蜡样管型正好与FSGS（足细胞病）引起的肾病综合征伴发肾小管损伤引起的AKI相对应。

病 例 八

一、尿检申请单

性别　男性

年龄　54岁

临床初步诊断：糖尿病（DM），急性肾疾病（AKD），糖尿病肾病（DKD）？

二、尿液有形成分镜检结果

尿液有形成分镜检结果见表6-8-1、图6-8-1。

表6-8-1　尿液有形成分镜检结果

外观	黄色，清亮				
镜检结果					
细胞	**/HPF**	**管型**	**/LPF**	**结晶**	
RBC	35～40	RBC管型	（－）	草酸钙	（－）
多形态	面包圈样	WBC管型	（－）	无定形磷酸盐	（－）
正常形态	（－）	RTEC管型	（－）	尿酸	（－）
形态类型	轻变形红细胞	混合管型	（－）	磷酸铵镁	（－）
WBC	5～10	RBC+WBC		黏液丝	（－）
中性多形核粒细胞	70%	RTEC+WBC		**细菌**	（－）
单个核细胞	30%	RBC+RTEC		**真菌**	（－）
RTEC	（－）	颗粒管型	0～2	**精子**	（－）
吞噬细胞	偶见	透明-细颗粒管型	2～3	**滴虫**	（－）
脂肪颗粒细胞	（－）	脂肪管型	（－）	**其他**	（－）
其他细胞	（－）	前蜡样	0～1		
有核细胞团	（－）	蜡样管型	（－）		

注：RBC为红细胞，WBC为白细胞，RTEC为肾小管上皮细胞

三、尿检分析报告

1.可见镜下血尿，红细胞呈面包圈样、大小基本一致，伴有白细胞和吞噬细胞，提示泌尿系统存在炎症。

2.可见颗粒管型，提示肾小球或肾小管间质损伤。

3.可见前蜡样管型，提示肾功能损伤。

综上所述并结合尿蛋白定量，尿检特点为大量蛋白尿伴较轻的变形红细胞血尿，但无红细胞管型，有较多颗粒管型和少量前蜡样管型，尿沉渣谱系Ⅱ类加Ⅲ类，提示肾小球存在非增殖为主

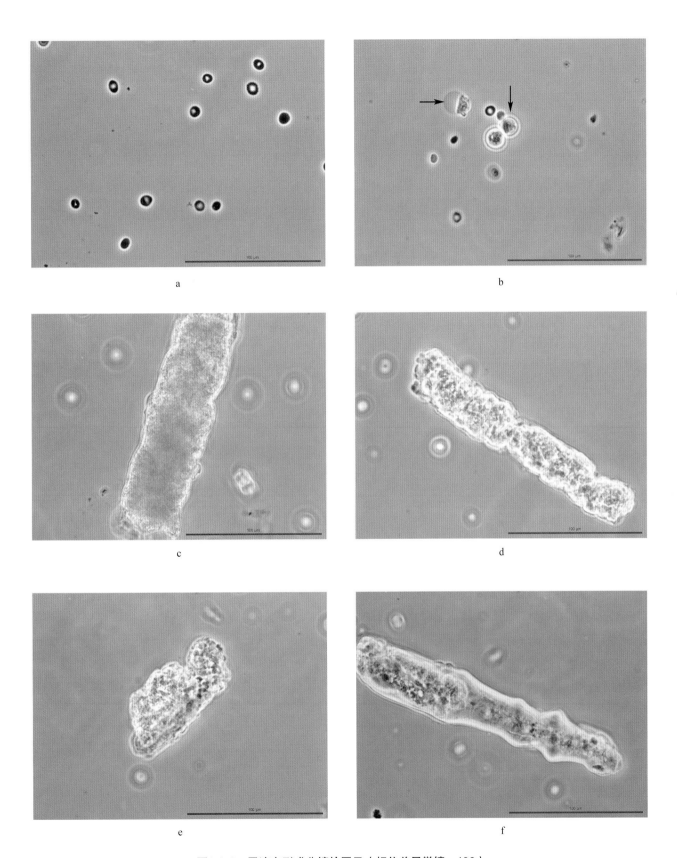

图6-8-1　尿液有形成分镜检图示（相位差显微镜×400）

a.多形态红细胞；b.红细胞和白细胞（箭头）；c.细颗粒管型；d.粗颗粒管型；e.两条粗颗粒管型重叠；f.前蜡样管型

的慢性病变，而且肾功能已受损。此外，白细胞尿和吞噬细胞提示有炎症存在，尚不知镜下血尿是否与炎症有关。

四、查阅临床检查资料

1.病史 9个月前无诱因双下肢水肿，尿检尿蛋白（+），肾功能正常，因无不适未行治疗。4个月前复查Scr 423μmol/L，伴肾病综合征，服中药及对症治疗无效，转来我院。患者有糖尿病史10年，丙型肝炎病史20年。Bp 160/90 mmHg，体检四肢皮肤色素缺失，右眼失明，余未见明显异常。

2.实验室检查 尿蛋白定量5.87 g/d，Scr 585.42 μmol/L，BUN 23.39 mmol/L，血糖6.48 mmol/L，血白蛋白34.9 g/L，IgA 2.15 g/L，IgG 10.40 g/L，IgM 1.21 g/L，C3 1.1 g/L，血/尿免疫固定蛋白电泳（−）乙肝表面抗体（+），C抗体（+），B超双肾大小正常。

3.综合分析 DM患者出现肾病就是DKD吗？真实的情况是有三种可能性：①DKD，约占80%；②DM患者合并非糖尿病肾损害（NDKD），约占15%；③DKD患者合并NDKD，约占5%。正确诊断是选择正确治疗的依据，与比较晚期的DKD不同，很多种NDKD有相应的有效治疗，因此，我们力主正确地诊断每一位DM合并肾疾病的患者。

DKD诊断通常不需要做肾活检，符合以下条件即可临床诊断：①有多年DM病史，1型DM应5年以上，2型有可能与肾病同时发现；②蛋白尿，微量白蛋白尿为早期DKD的标志；③伴有DM其他合并症，如糖尿病眼底损害等；④临床能除外其他肾疾病。对于是否存在或合并存在NDKD，我们结合目前国内外的研究进展以及我们自己的工作总结，认为若DM患者出现以下情况，则不属于DKD的典型表现，需要肾活检病理予以明确。①DM起病距肾疾病的间隔时间短于5年；②具有突出的肾小球源性血尿；③大量蛋白尿、肾病综合征时血压正常；④肾疾病起病急骤，短时间内出现肾病综合征或急性肾衰竭；⑤不伴有DM引起的其他器官损害。本例患者就是因为9月以来肾

功能从正常恶化到近于透析的程度，另外镜下血尿略显突出，才成为肾穿刺病理检查的理由。另外，DM患者容易合并各种感染，也常服用各种药物导致间质性肾炎，因此，做尿培养以明确是否为感染性白细胞尿也非常重要。

五、肾活检病理结果

1.免疫荧光 IgG（2+），Alb（2+），沿肾小球毛细血管壁及肾小管基底膜线状沉积（图6-8-2）。

2.光镜 肾小球系膜结节状硬化，Kimmelstiel-wilson结节形成，局灶性节段性内皮细胞增生，GBM弥漫增厚，节段性微血管瘤样扩张，帽状病变形成，部分肾小球缺血皱缩。肾小管上皮细胞空泡，灶状刷状缘脱落，多灶状萎缩。肾间质水肿，多灶单核、淋巴细胞浸润，少数嗜酸粒细胞浸润，间质纤维化。小动脉壁增厚玻璃样变（图6-8-3、图6-8-4）。

3.电镜 肾小球系膜细胞和基质中至重度增生，以基底膜增生为主，伴结节状改变，基底膜弥漫均质性改变，上皮细胞足突广泛融合。肾小管上皮细胞空泡变性，溶酶体增多，部分萎缩。肾间质水肿伴淋巴单核细胞浸润（图6-8-5）。

4.病理诊断 结合临床符合结节型糖尿病肾小球硬化症（Ⅲ）伴亚急性肾小管间质病。

六、评述

肾病理证实结节型糖尿病肾小球硬化症伴急性间质性肾炎，肾小球病方面除外了HBV/HCV相关性肾小球肾炎，但相对突出的镜下血尿仍不好解释。可能的一种推测是，肾小球间质病变（炎症充血、组织破坏）时，会有部分红细胞从肾小管周围毛细血管进入肾小管内，流动中随着肾小管内渗透压的改变发生变形，本例的尿红细胞轻微变形可能即是此种情况的反映。

偏晚期的结节型糖尿病肾小球硬化症没有有效的治疗方法。但在严格控制血糖的前提下，急性间质性肾炎可以使用小剂量激素治疗，可能会使患者的肾功能得一定改善。

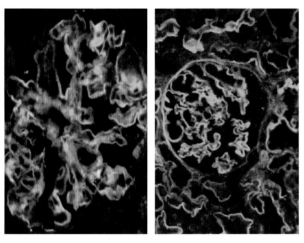

图6-8-2 IgG沿肾小球毛细血管壁线状沉积（左：荧光显微镜×400），血浆白蛋白（ALB）沿肾小球毛细血管壁和肾小管基底膜线状沉积（右：荧光显微镜×200）

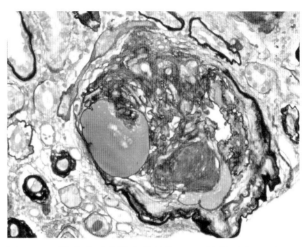

图6-8-3 肾小球系膜结节状硬化，KW结节形成，毛细血管瘤样扩张（PASM×400）

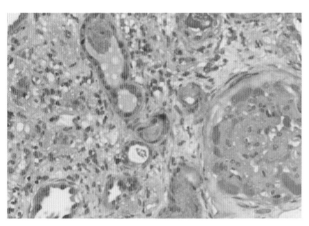

图6-8-4 肾小球系膜结节状硬化，帽状结构形成，肾小管萎缩，肾间质淋巴和单核细胞浸润（Masson×400）

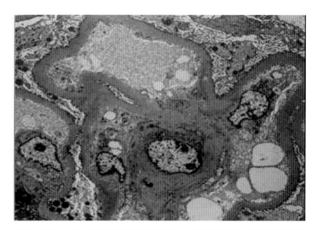

图6-8-5 肾小球系膜基质增生，基底膜弥漫性均质增厚，上皮细胞足突弥漫融合，未见电子致密物（电镜×5 000）

病 例 九

一、尿检申请单

性别 女性

年龄 63岁

临床初步诊断：急性肾损伤

二、尿液有形成分镜检结果

尿液有形成分镜检结果见表6-9-1、图6-9-1

表6-9-1 尿液有形成分镜检结果					
外观	黄色，清亮				
镜检结果					
细胞	**/HPF**	**管型**	**/LPF**	**结晶**	
RBC	2～3	RBC管型	（-）	草酸钙	（-）
多形态	100%	WBC管型	0～1	无定形磷酸盐	（-）
正常形态		RTEC管型	0～1	尿酸	
血尿类型	肾小球源	混合管型		磷酸铵镁	
WBC	10～15	RBC+WBC	（-）	黏液丝	
中性多形核粒细胞	85%	RTEC+WBC	偶见	**细菌**	（-）
单个核细胞	15%	RBC+RTEC	（-）	**真菌**	
RTEC	（-）	颗粒管型	0～2	**精子**	（-）
吞噬细胞	0～2	透明-细颗粒管型	（-）	**滴虫**	（-）
泡沫细胞	（-）	脂肪管型	（-）	**其他**	（-）
其他细胞	（-）	前蜡样	偶见		
有核细胞团	（-）	蜡样管型	（-）		

注：RBC为红细胞，WBC为白细胞，RTEC为肾小管上皮细胞

三、尿检分析报告

1.尿镜检存在白细胞尿，其中85%为中性粒细胞，伴吞噬细胞，提示泌尿系统存在炎症。

2.镜下可见较多粗颗粒管型、白细胞管型、上皮细胞管型及白细胞和上皮细胞混合管型，提示肾小管间质损伤。

3.可见前蜡样管型，提示肾功能受损。

综上所述尿沉渣特点是有核细胞及其管型为主的Ⅲ类尿沉渣谱，提示主要病变可能位于肾间质，并有肾功能损伤。鉴于存在中性粒细胞为主的白细胞尿和白细胞管型，建议临床注意排除泌

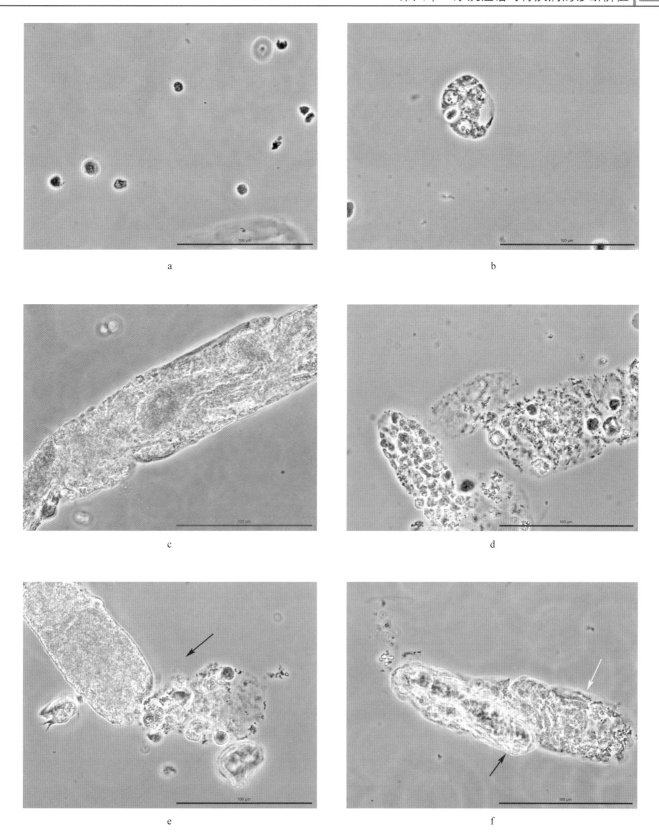

图6-9-1 尿液有形成分镜检图示（相位差显微镜×400）

a.白细胞；b.吞噬细胞；c.肾小管上皮细胞管型；d.白细胞管型；e.粗颗粒管型（箭头）；f.前蜡样管型（蓝箭头）和肾小管上皮细胞管型（白色箭头）

尿系感染的可能性。

四、查阅临床检查资料

1.病史　因间断恶心、呕吐伴血肌酐增高1月余而就诊。患病初期曾自服奥美拉唑、盖胃平、达喜等药物，患病过程中无发热或尿频、尿急、尿痛，无腹泻、肢体水肿或尿量减少，亦无口眼干燥、皮疹、关节痛、眼部疾病症状。无特殊长期用药史及毒物或理化因素接触史，否认高血压、糖尿病、肝炎病史。体检未见异常。

2.实验室检查　外周血血红蛋白110 g/L，WBC及血小板正常。尿蛋白定量1.1 g/d，尿微量白蛋白（mALB）768 mg/L，α1微球蛋白（α1MG）64.3 mg/L，NAG 33.8 U/L，尿渗透压300 mOsm/Kg，血渗透压295 mOsm/Kg。中段尿培养（－）。肝功能及电解质正常，Scr 366.9 μmol/L，BUN 18.98 mmol/L，血清尿酸（UA）267 mmol/L。红细胞沉降率20 mm/h，免疫及补体指标（－）。

3.综合分析　老年女性，急性消化系统症状起病，临床主要表现为非少尿型急性肾损伤。因无明显脱水及尿路梗阻表现，故主要考虑肾性AKI。尿检镜下血尿不明显，少量蛋白尿、各类管型较多，基本可除外重症肾小球肾炎的可能性，结合其伴有突出的肾小管功能异常，符合急性间质性肾炎（AIN）的临床特征。

AIN的病因可多种多样，最常见的为感染、药物或免疫系统疾病所致，部分还可见于血液系统疾病（如单克隆免疫球蛋白病、淋巴瘤、骨髓瘤等）、理化因素或代谢异常引起的肾损伤。本例患者病史清楚，无系统性疾病的证据，检查可除外免疫系统异常。尽管尿检提示有泌尿系感染的可能性，但中段尿培养为阴性，除外了感染性白细胞尿的可能。因其病初有质子泵抑制剂（PPI）类药物的应用史，因此高度怀疑其急性肾损伤的发生与药物相关。

临床停用PPI类药物后若肾功能仍不恢复，怀疑病变有慢性化趋势时应考虑做肾活检。

临床初步诊断为急性间质性肾炎。

五、肾活检病理结果

1.免疫荧光　免疫球蛋白和补体均阴性。

2.光镜　肾小球无明显病变。肾小管上皮细胞刷状缘脱落，灶状细胞碎片阻塞，肾间质水肿，淋巴单核细胞及少量嗜酸性粒细胞浸润（图6-9-2、图6-9-3）。

3.电镜　肾小球无明显病变。肾小管上皮细胞溶酶体增多，部分微绒毛脱落，肾间质水肿（图6-9-4）。

4.病理诊断　急性肾小管间质肾病。

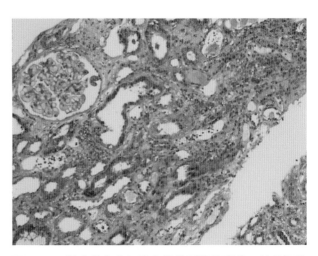

图6-9-2　肾小管上皮细胞多灶状刷状缘脱落，灶状细胞碎片阻塞，肾间质水肿，淋巴、单核和少数嗜酸性粒细胞浸润（HE×400）

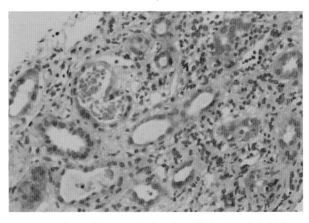

图6-9-3　肾小球无明显病变，肾小管上皮细胞多灶状刷状缘脱落，灶状细胞碎片阻塞，肾间质水肿，淋巴、单核和少数嗜酸性粒细胞浸润（Masson×200）

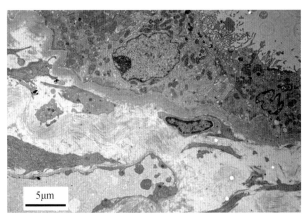

5μm

图6-9-4 肾小管上皮细胞刷状缘脱落，溶酶体增多，肾间质水肿（电镜×6 000）

六、评述

除外感染，尿白细胞增多即应考虑非感染性炎症。肾小球炎症，通常血尿为主要表现，严重时可伴有白细胞尿；肾间质炎症，则主要以白细胞尿为主，可伴有轻度血尿。本例再结合有肾小管受损及肾功能异常的尿检及临床表现，恰好在肾穿刺病理中得到了完全印证。剩下的任务就是在临床上寻找病因，并予以恰当治疗了。

病 例 十

一、尿检申请单

性别　女性

年龄　55岁。

临床初步诊断：蛋白尿原因待查

二、尿液有形成分镜检结果

尿液有形成分镜检结果见表6-10-1、图6-10-1。

表6-10-1　尿有形成分镜检结果

外观	黄色，清亮				
镜检结果					
细胞	**/HPF**	**管型**	**/LPF**	**结晶**	
RBC	1~2	RBC管型	（－）	草酸钙	（－）
多形态	多形态	WBC管型	（－）	无定形磷酸盐	（－）
正常形态		RTEC管型	（－）	尿酸	（－）
血尿类型	肾小球源	混合管型	（－）	磷酸铵镁	（－）
WBC	10~15	RBC+WBC		黏液丝	（－）
中性多形核粒细胞	90	RTEC+WBC		**细菌**	（－）
单个核细胞	10	RBC+RTEC		**真菌**	（－）
RTEC	（－）	颗粒管型	偶见	**精子**	（－）
吞噬细胞	（－）	透明-细颗粒管型	偶见	**滴虫**	（－）
泡沫细胞	（－）	脂肪管型		**其他**	（－）
其他细胞	扁平上皮细胞0~2	前蜡样	（－）		
有核细胞团	（－）	蜡样管型	（－）		

注：RBC为红细胞，WBC为白细胞，RTEC为肾小管上皮细胞

三、尿检分析报告

1.可见白细胞，分类90%为中性多形核粒细胞，提示泌尿系统存在炎症。

2.无血尿。

3.偶见颗粒管型。

综上所述并结合尿蛋白定量0.41 g/d，尿检特点为白细胞尿和偶见颗粒管型、尿蛋白量少，系Ⅲ类尿沉渣谱，可能为肾间质病变。

四、查阅临床检查资料

1.病史　乏力，体重下降，夜尿增多已5月

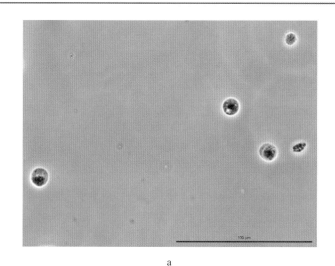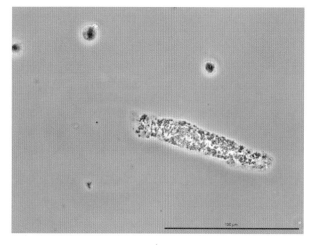

图6-10-1　尿液有形成分镜检图示（相位差显微镜×400）

a.中性多形核白细胞；b.颗粒管型

余，1个月来左眼不适发红，时有恶心。无消化道溃疡、血液系统疾病或泌尿系结石病史。当地医院检查发现贫血（Hb103.6 g/L）、血肌酐104 μmol/L，尿镜检未发现明显异常。血压正常，体检未发现明显异常。眼科检查：虹膜炎，眼底视网膜动脉硬化Ⅰ级。

2.实验室检查　尿蛋白0.41 g/d，pH5.5，尿糖（－），尿小分子蛋白增高，尿酶正常范围，尿/血渗透压299/279 mmol/L。红细胞沉降率36 mm/h。肝功能及电解质均正常。IgG 16 g/L，C3 0.64 g/L，抗核抗体阳性（1:100），ds-DNA（－），SS-A（－），SS-B（－）。血/尿蛋白免疫固定电泳未见单克隆区带，轻链蛋白检查均为正常。

3.综合分析　中年女性，慢性起病。主要表现为全身的非特异性症状（如恶心、乏力、体重下降）及少量蛋白尿，无明显血尿，有夜尿增多但肾功能尚属正常。临床需考虑轻症的慢性肾炎综合征或肾小管间质疾病综合征。因其临床过程中并无水肿及高血压，尿检显示无血尿及管型尿，且为肾小管性蛋白尿，并伴有尿渗透压明显降低，均提示肾小管间质肾炎的可能性大。

值得注意的是，患者发病前后并无特殊感染或用药史，未发现过肾结石，可以初步除外上述原因相关的肾小管间质疾病。但因其在肾功能正常的情况下出现轻度贫血、血沉增快、免疫球蛋白IgG增高、抗核抗体低滴度阳性，还需注意除外

免疫性疾病相关的肾小管间质病（如系统性红斑狼疮、干燥综合征、TINU综合征）。因病史中曾有"红眼"症状，临床检查中确诊虹膜炎，临床诊断TINU综合征基本成立。

对本病的确诊有赖于肾活检和临床免疫治疗后的动态观察。

五、肾活检病理结果

1.免疫荧光　免疫球蛋白及补体均阴性。

2.光镜　肾小球无明显病变。肾小管弥漫刷状缘脱落，管腔扩大。肾间质水肿，弥漫单核-淋巴细胞、少量中性粒细胞及嗜酸性粒细胞浸润和纤维化，灶状小管炎形成。小动脉狭窄（图6-10-2、图6-10-3）。

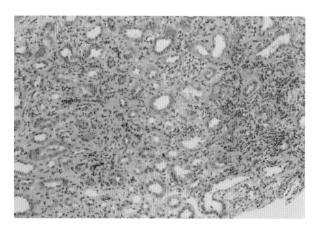

图6-10-2　肾小管上皮细胞多灶状刷状缘脱落，肾间质水肿，淋巴、单核和少数嗜酸性粒细胞浸润（HE×400）

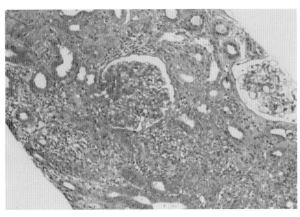

图6-10-3　肾小管上皮细胞刷状缘脱落，肾间质水肿，淋巴细胞浸润（Masson×200）

3. 电镜　肾小管上皮细胞溶酶体增加，肾间质较多淋巴-单核细胞浸润伴胶原纤维增生。

4.病理诊断　符合亚急性肾小管间质肾病

六、评述

从临床看，患者有肾小管性蛋白尿、尿浓缩功能异常、无菌性白细胞尿（无尿路刺激征、尿培养阴性），体现了肾小管间质炎症（TIN）;从病理看，为急性TIN（也称AIN）；再结合脉络膜炎表现，就构成了肾小管间质性肾炎葡萄膜炎综合征（TINU综合征）。治疗及预后与其他AIN，特别是药物过敏性AIN有很多不同。

（刘刚　李晓玫　邹万忠　李惊子）

第七章 泌尿外科的尿液脱落细胞学检查

尿脱落细胞学检查是泌尿外科疾病诊断中常用的一种无创性检查方法，可以从自然排出的尿内检查异常细胞。虽然尿脱落细胞检查结果不能作为手术指征，但对临床诊断仍有不可忽视的意义。泌尿系感染、尿路结石、泌尿系统肿瘤，特别是肾盏、肾盂、输尿管、膀胱和尿道的肿瘤，可根据尿内脱落细胞的数量、种类和细胞的异型性诸方面，给临床提供重要信息。通常，取得新鲜、足量的尿液标本，经过规范处理制成高质量的涂片，经病理医生仔细阅片分析，能对肿瘤做出特异性较强的诊断。

此方法的主要特点是：

①标本容易获取，对病人无创，可多次重复。

②操作简便易行，一般无需特殊设备，在门诊即可进行，经济实用。

③应用广泛，可用于特殊人群的体检、可疑泌尿系肿瘤人群的初筛及肿瘤患者治疗后的随访观察。

④对于病变较深在或由于某些原因不能取活检的病人可做初步诊断。

⑤对细胞的病理形态进行观察，特异性强。

第一节 泌尿外科尿脱落细胞学标本的制作方法

一般的尿液制片方法较简单，其步骤包括：①离心，取新鲜尿液50 ml以上，进行离心，一般用3 000 r/min，10~20min。②涂片，去掉上清液，将沉淀物涂片，血尿明显的标本要尽量避开红细胞层。③固定，涂片晾至干燥，即刻用95%酒精固定。④染色：尿液涂片常用苏木素-伊红染色（HE染色）。

近年来，随着细胞学的发展，从制片方法和辅助诊断技术方面都有了很大进展，提高了肿瘤的检出率。比较成熟的技术方法包括以下几种。

1. 液基薄层涂片技术 液基薄层涂片是用专门的制片设备把标本中的细胞收集、过滤并涂片，然后进行细胞学诊断的方法。该方法采用制片的新技术，与一般手工涂片比较，细胞收集得多，涂片均匀，减少背景干扰，可因制片质量的提高而提高肿瘤的检出率。在妇科宫颈涂片广泛

使用之后，其他的体液细胞学检查及尿细胞学检查也相继使用。观察此类涂片时要注意片中的细胞略小于一般涂片的细胞，需要掌握好诊断尺度。另外，过滤去除了标本中的其他物质，会减弱涂片背景对诊断的参考作用。

2. 荧光原位杂交技术（fluorescence in situ hybridization，FISH） FISH是结合形态学和分子生物学对肿瘤细胞进行检测的方法，用非放射性的荧光信号标记探针，对待测的原位杂交样本中特定的核酸序列进行检测。已经用于临床多种肿瘤的早期诊断。目前的临床研究显示，尿路上皮肿瘤中有多种染色体的改变，针对其中发生频率较高、变化较稳定的基因改变制备的探针，对尿路上皮癌的诊断，特别是早期诊断具有很大意义。该方法也可用于肿瘤患者有无复发的监测。文献报导对新鲜尿液的FISH检测的灵敏度高于细

胞形态学检测，特异度与细胞形态学检测相当。

探针类型：现常用的膀胱癌FISH试剂盒的探针类型是CSP3、CSP7、CSP17和GLPp16，检测尿液脱落细胞中有无3、7、17号染色体的三体及*p16*基因的缺失。在荧光显微镜下观察细胞核内探针信号的变化并计数，根据变异细胞的数量确定是否为肿瘤（图7-1-1）。

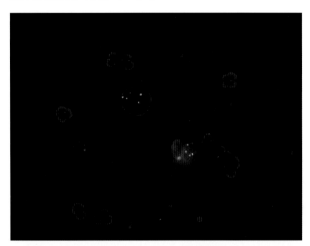

图7-1-1 荧光原位杂交（FISH）细胞核内存在3号染色体三体及7号染色体三体，提示为尿路上皮癌细胞

判定标准：结果的评定有两种方法，一是按异常细胞数的百分比判读，3、7、17号染色体三体数量小于4%，*p16*基因缺失数量小于12%为阴性；另一种方法是结合形态学的方法，观察在同一细胞中同时存在两种异常信号的细胞数量，若数量小于5个为阴性。两种方法均属于国际认可的判读方法，可以结合使用。

3.尿脱落细胞的免疫组化染色技术　免疫组化是通过用特定的抗体对待测标本中相应的抗原物质进行检测，以了解细胞内含有的特殊成分及其性质的方法。其特点是：①特异性强，为抗原与抗体特异性结合，专门的抗体对待检测抗原有很强的针对性；②灵敏度高，检测系统中有多级放大，增加了检测的灵敏度。

在尿液细胞学中，免疫组化主要用于确定细胞的组织来源，也可协助判断良恶性。尿细胞学的涂片及尿离心沉渣做石蜡包埋的切片均可以做免疫组化染色。在普通HE染色上不易辨别组织来源的肿瘤，经免疫组化染色可以得到进一步的确定。此方法已普及，且有商品化的试剂盒出售，在基层单位均可进行，简便、有效、准确。但是，用尿细胞涂片做免疫组化有两个缺陷：一是尿细胞学涂片固定后干燥存放，而干燥后的标本结果可能不准确，因此有做免疫组化意向的标本可用丙酮或甲醛丙酮缓冲液固定，冷冻保存。二是一份标本通常只涂一张片，即使涂成两张，其内的细胞也不尽相同，这样可能造成免疫组化结果与普通染色涂片的结果不一致，对此，可通过仔细观察涂片，对比观察找出相同的待检测细胞，确定免疫染色的准确性。

尿细胞涂片常用的第一抗体包括以下三类。

（1）角蛋白：cytokeratin为广谱角蛋白，含低分子量到高分子量的角蛋白，各类上皮细胞均可为阳性。另外，还有不同分子量的角蛋白制备的第一抗体，用以进一步确定上皮的组织来源。如CK7在尿路上皮阳性，CK5/6在鳞状上皮阳性，CK8/18主要在腺上皮阳性等。

（2）间叶类标记物：间叶来源的肿瘤是一大类发生于各种软组织的肿瘤，可发生于尿路的黏膜下，当黏膜被破坏时肿瘤暴露于尿液中，可以在涂片内观察到。每种组织有若干抗体做标记，如平滑肌用SMA、actin等做标记，胃肠道间质瘤用CD117、Dog-1等做标记。在各种抗体中，波形蛋白vimentin在各种间叶来源细胞均呈阳性，如果在尿液里发现梭形细胞等怀疑软组织肿瘤，一般用vimentin确定异常细胞是否是间叶来源即可。

（3）其他抗体：鉴于尿细胞涂片数量有限，不能像组织切片做多种抗体进行筛选。在发现不易辨认的肿瘤细胞时，要密切结合临床病史使用相关抗体。如患者有恶性淋巴瘤病史，可用白细胞共同抗原（LCA），有小细胞肺癌病史可使用神经特异性烯醇化酶（NSE），有前列腺癌患者可使用前列腺特异性抗原（PSA）等。总之，要有针对性的使用有限的细胞涂片资料，力争明确诊断或对诊断有所提示。

第二节 尿液中常见的细胞

尿液中各种细胞形态特点如下所述。

1. 正常尿路上皮细胞（图7-2-1） 尿路上皮细胞被覆于肾盏、肾盂、输尿管、膀胱及尿道的上端。在自然尿中见到的尿路上皮细胞，大部分为表层的上皮细胞称之为伞细胞。多为单个散在分布，胞体大，呈圆或多角形，在HE染色中呈淡粉染；胞核小，居中，呈均质蓝染，色深，一般不见核仁。中间层细胞可是单个散在或聚集成团的，体积小于表层细胞，大小较一致，核也

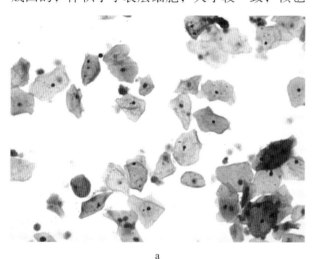

a

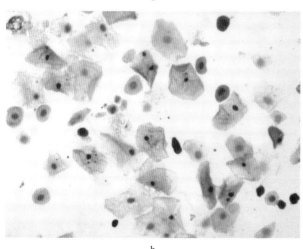

b

图7-2-1 a.自然尿中的正常上皮细胞，即表层细胞（较分散、胞体大、多边形、胞核很小）和中层细胞腔体较小、核略大。b. 表层及底层的细胞。与表层相比，底层细胞体积较小，外形圆或椭圆，边界光滑，核较大

略大于表层细胞，位置居中。部分正常细胞可见双核，少见多核。底层细胞体积更小，胞核也更大，染色质均匀分布。中层和底层细胞均呈圆形或椭圆形，胞浆染色从表层至底层渐加深。

在经过器械操作得到的肾盂尿或膀胱插管得到的尿液中，细胞因摩擦而脱落较多，尿路上皮细胞经常成团脱落，细胞密集排列，胞核可有重叠。较大的细胞团有时看上去似乳头状，但其中的细胞核均较小，无明显深染，在细胞团的外层可见胞浆丰富的伞细胞，可以与肿瘤的乳头状结构相鉴别。

2. 鳞状上皮细胞 尿道远端被覆的是鳞状上皮，膀胱受到一些机械性、化学性或炎症性刺激，会出现鳞状上皮化生。因此尿液中会有少量鳞状细胞。

鳞状上皮也分为表层及中底层。表层细胞可出现角化，在巴氏染色中角化的细胞红染，角化完全者细胞核消失；无角化的表层细胞胞浆呈淡蓝色。HE染色涂片中两者均为红染。表层细胞为扁平多边形，胞浆宽大，核小、圆形、呈固缩状。

中层细胞呈圆形或略呈梭形，胞体略小于表层细胞，核略大，染色质较细，有小核仁。底层细胞呈小圆形，核浆比较大，在正常尿液中少见。

除尿道远端脱落的鳞状细胞外，女性宫颈脱落的鳞状细胞也会混杂在尿液中。

3. 腺上皮细胞 主要为尿道旁腺脱落的细胞。腺上皮细胞主要特点是易形成小团状结构，胞体椭圆或柱状，胞核偏位，处于细胞的基底部；胞浆较透明，可有小空泡或黏液。

4. 其他上皮细胞 男性行前列腺按摩后脱落的前列腺腺上皮细胞、女性经阴道排出的宫颈腺上皮细胞都可出现，但均少见。

5. 白细胞 正常尿液中可见少许白细胞，常为中性粒细胞、淋巴细胞和组织细胞。其体积均

明显小于上皮细胞，胞浆少，核呈分叶状或小圆形，较深染。组织细胞胞体较大，核多为偏位，呈圆形或肾形，胞浆均匀或泡沫状，可含有空泡及吞噬物。多核巨细胞胞体显著增大，可达$20\mu m$以上，核常有数个至十数个，多者达数十个聚集成团或在胞浆内呈环状分布。泌尿系感染时会出现大量的白细胞，女性患者尿液内混入阴道分泌物时白细胞也可增多。

6. 红细胞　在正常尿液中可见红细胞，但不超过2/HPF；尿道插管取得的尿液中混有红细胞，不除外器械损伤所致。正常红细胞大小一致，约$7\mu m$，与其比较大小，可大致测量其他细胞的大小，以了解细胞的体积。

7. 尿液中其他成分　可见到精子、细菌、真菌及结晶体等成分。涂片中可辨别细菌为杆状或球状，真菌菌丝较明显，孢子呈圆形，有时需特殊染色方能辨别清楚。结晶体呈不同几何形状 具有折光性。

正常的男性尿液中脱落上皮成分较少，女性尿液常有较多鳞状上皮细胞，多是阴道的脱落上皮。

第三节　尿细胞学诊断标准

尿脱落细胞学的诊断标准与其他系统的细胞学诊断标准相似。主要依据脱落细胞的形态变化确定。

尿细胞学诊断标准如下。

（1）细胞大小、外形及胞核的形态正常，报告为未见肿瘤细胞；

（2）细胞有一定形态改变，但不具有诊断意义，如核增大但程度不高，染色及异型性不显著，报告为可见到核异质细胞；

（3）细胞异型较前更明显，但与癌细胞的典型表现尚有差异，可报告疑为癌或高度疑为癌；

（4）细胞形态学的各种特征均提示恶性，报告为可见到癌细胞，如有可能，给予组织来源的提示。

在上述诊断标准中，核异质细胞提示细胞有增生，病变一般是可逆性的。若疑为癌或见到癌，一般需要临床做进一步检查予以确定。

涂片中见到大量白细胞，提示有炎症存在的可能；见到较多红细胞，为血尿的表现。两者虽然均非特异性，但能给予临床一定的提示，在诊断报告中要写入。

第四节　常见泌尿外科疾病的尿脱落细胞学特征

一、泌尿系感染

尿路的炎症性病变大部分为感染所致。感染源可分为细菌性、病毒性及真菌性。涂片中出现大量炎细胞是重要的提示，上皮细胞因刺激出现退变及不同程度的增生。本节仅以细菌性感染为例。

1. 感染途径　以尿道逆行感染为主，亦可有部分病例为血行感染或邻近器官直接蔓延感染。

2. 病原菌　80%以上的尿路感染为大肠杆菌引起，血行感染者可由葡萄球菌属导致。

3. 病理形态　呈炎症引起的坏死、渗出和增生表现。急性期黏膜表面有大量炎性渗出物，黏膜固有层有多量中性粒细胞为主的炎细胞浸润，黏膜上皮脱落形成糜烂或溃疡，伴有血管扩张充盈及血管增生；慢性期渗出减少，炎症浸润以淋巴细胞和浆细胞为主，伴血管增生及纤维结缔组织增生、上皮的创面愈合、上皮细胞增生或异型增生。特殊致病菌的感染会出现特殊的组织学形态，如结核菌感染出现特征性的干酪性坏死及结核性肉芽肿性炎。

4.细胞学形态　急性感染时涂片背景为大量中性粒细胞，形成脓尿时送检尿液混浊，涂片见红染的蛋白性基质；上皮细胞外形不整，胞浆部分脱落或形成裸核；胞核因退变而体积略增大，染色较浅。

慢性炎时涂片中的炎细胞以单核细胞为主：淋巴细胞体积小，胞浆少；浆细胞可见核周空晕及轮辐状的核染色体排布；组织细胞核偏位，呈肾形。结核时可出现多核巨细胞，胞体巨大，核呈花环样排列。

上皮细胞大部分形态正常，部分细胞核增大，无明显深染，胞浆可有空泡变性。细胞的异型性一般不会达到癌的程度。

二、泌尿系结石

泌尿系结石是泌尿系统常见病之一，上尿路及下尿路均可发生，并有较高的复发率。我国属于泌尿系结石的高发区，泌尿系结石的平均发病率约1%～5%，在南方，由于特殊的天气条件及特殊的饮食结构，发病率高达5%～10%。结石的形成原因与气候、营养水平、饮食习惯及药物作用等相关，也与机体的遗传性因素及代谢性因素等相关。

（一）结石分类

泌尿系结石有不同的分类方法，列举如下。

按照影像学在尿路平片上是否显影分为阳性结石和阴性结石。含钙较多的结石，如草酸钙结石，在X线片上明显可见，为阳性结石；尿酸结石、胱氨酸结石及嘌呤结石等为阴性结石。

按照结石在泌尿系统的部位分为肾实质结石、肾盂结石、输尿管结石和膀胱结石。

按照结石的化学成分分为草酸盐结石、尿酸和尿酸盐结石、磷酸盐结石、胱氨酸结石等。

按照病因分为代谢性结石、感染性结石、药物性结石等。例如好发于肾盂的磷酸镁铵结石为感染性结石，在X线片上不显影，为阴性结石。

（二）尿液中的结石形态

较小的或体外碎石打碎的结石可随尿排出，大小各异，约1 mm至数毫米不等，外形不规则，表面多较粗糙。尿酸结石可呈圆或椭圆形，较光滑。根据结石的成分不同呈现不同颜色。如磷酸钙结石呈灰白色，草酸钙结石呈黄褐色，尿酸结石呈黄或棕褐色等等。在送检尿液中可能会看到小块结石，但不能附着在涂片上。涂片中仅能看到极微小的结石颗粒，可混杂于上皮细胞间，多边形或有晶体形状，HE染色不易着色。

（三）泌尿系结石的组织学特点

一般尿路结石不取活检，只是在取石过程中得到包绕结石的少许组织。病变无特异性，结石对所在部位的黏膜摩擦破坏，造成表面上皮脱落，上皮下组织呈急性或慢性炎症改变，形成炎性肉芽组织，可见血管扩张淤血或血管增生，中性粒细胞、淋巴细胞、组织细胞等炎性细胞聚集，有多核巨细胞形成，上皮在修复过程中可出现增生和鳞状上皮化生。黏膜下陷处或黏膜下可见小结石镶嵌，多核巨细胞常出现在其周围。需要关注的是上皮的增生会有非典型性，需要与癌相鉴别。结石的长期慢性刺激，可导致肾盂或膀胱发生鳞癌。

（四）泌尿系结石的尿细胞学特点

1.涂片的背景较杂乱，可见较多炎症细胞，以中性粒细胞、淋巴细胞为主，可见组织细胞形成的多核巨细胞，并可有不等量的红细胞。但一般没有细胞坏死、崩解的改变。

2.尿路上皮细胞呈增生改变　细胞数量增多，细胞核轻度增大，多数胞核较规则，部分核型不整，可见双核或多核的上皮细胞。并可见上皮成团脱落，似乳头样结构。团状细胞表面边界规则，有伞细胞样结构。

3.上皮细胞的化生　由于结石的刺激，尿路上皮可发生化生改变，大部分为鳞状化生，涂片中可见鳞状上皮细胞增多，呈多边形，胞浆淡染，核可轻度增大但仍在正常范围。

4.结石的细胞学表现无特异性，在尿液中见到结石或涂片上见到微小的结石颗粒，可提示尿路结石的诊断。细胞增生明显时需要与肿瘤进行鉴别。要注意了解病史，明显的肾绞痛症状是诊断结石的重要依据。

三、尿路上皮肿瘤

肾肿瘤基本可分为肾实质肿瘤和尿路上皮肿瘤，前者必须侵及肾盏和肾盂时，方可在尿内发现肿瘤细胞，因而检出率很低；而肾盂、输尿管、膀胱和尿道的尿路上皮性肿瘤检出率高达85.1%。

尿路上皮癌是发生于被覆尿路上皮的输尿、储尿器官的肿瘤。在肾盂、输尿管、膀胱均可发生，尤以膀胱癌多见，占膀胱各种癌的90%以上。在世界范围内膀胱癌排列为第7位。我国是尿路上皮癌的高发地区，男性膀胱癌的发病率为所有肿瘤的第7位，女性为第10位之后。发生在肾盂的尿路上皮癌约占肾肿瘤的25%。约有20%～50%的上尿路肿瘤与膀胱癌同时发现。

（一）临床特点

尿路上皮癌的主要临床表现为无痛性血尿，在病变早期即可出现。随病程进展可出现尿频、尿急、尿痛等尿路刺激症状，及排尿不畅、肾盂及输尿管积水等尿路梗阻症状。晚期出现疼痛、恶病质及转移相关表现。超声和CT等影像学检查对尿路上皮癌的诊断及分期都有帮助。活检及手术标本的病理诊断是诊断尿路上皮癌的金标准。尿细胞学检查是通过对脱落在尿液内的肿瘤细胞的形态观察做出初步诊断的方法，可以作为肿瘤诊断的辅助手段，在做肿瘤筛查或随访时均可使用。

（二）尿路上皮肿瘤的病理及细胞学特点

在2016版《WHO泌尿及男性生殖器官肿瘤组织学分类》中，尿路上皮肿瘤按其分化程度分为高级别尿路上皮癌、低级别尿路上皮癌、低度恶性潜能乳头状肿瘤及良性的乳头状瘤。肿瘤的分级基于细胞的排列、层次、细胞的形态及细胞核的形态。在尿液中的脱落细胞，排列结构及层次均不完整，观察的重点是细胞的一致性、细胞核浆比、胞核形态、核分裂象等。

1. 高级别尿路上皮癌（high grade urothelial

carcinoma）：属于低分化肿瘤，临床表现恶性度高，进展较快。病理表现上细胞及胞核的异型性都很明显，与正常细胞差异较大。

（1）大体特征：肿瘤多数都有向腔面隆起的肿块，呈乳头状、菜花状或大的结节状，灰白色，表面可有坏死、出血而较污秽。触之中等硬度，切面能见到肿瘤向黏膜固有层、平滑肌层的浸润，正常组织与肿瘤界限不清。分化差的肿瘤向膀胱、输尿管等壁内弥漫浸润性生长，表面隆起的瘤体较小或不明显，被侵及处黏膜下及肌间组织僵硬，表面可形成溃疡。

（2）组织学特征：肿瘤细胞形成乳头状结构或实性的巢片状结构。乳头被覆上皮层次可增加，也可因细胞脱落呈现层次减少；细胞排列极性紊乱，形态、大小均不规则；胞核增大，深染，呈外形不整的多形性，可出现明显的异型核及巨核，亦可见多核细胞，染色质分布不均，有1个或多个核仁，核分裂象易见，分布于细胞各层。细胞有退变时可见裸核、核固缩或核碎裂。肿瘤的乳头结构复杂，出现多级分支，部分乳头融合，使细胞排列更紊乱；实性的细胞巢大小不一，在乳头间质、黏膜固有层或肌层内浸润性生长。其周围组织可见黏液变性、纤维增生及炎细胞浸润（图7-4-1）。

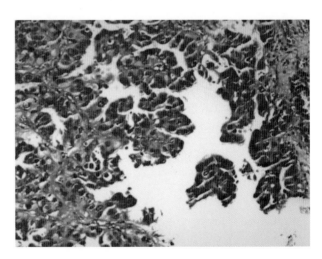

图7-4-1　高级别尿路上皮癌，呈排列紊乱的乳头样结构，细胞的异型性明显。核深染，不规则，有核分裂象。

（3）免疫组化：正常及肿瘤性的尿路上皮均表达CK7、p63、GATA3、UP3及广谱的角蛋白，肿瘤组织内CK20可弥漫阳性，而正常上皮仅在表层阳性。肿瘤内Ki67阳性指数增高。在鉴别诊断上，用CK5/6、p16可与鳞癌鉴别，用上皮膜抗原（EMA）、癌胚抗原（CEA）可与腺癌鉴别，用NSE、噬铬素（CGA）、CD56可与神经内分泌肿瘤鉴别，用Vimentin可与间叶来源的肿瘤鉴别。一些特殊的肿瘤亦有相应的特殊抗体表达，在肿瘤分化较差时要考虑到与其他组织原发的肿瘤及转移癌进行鉴别。

（4）细胞学特征

◎胞体：细胞体积大小不一，外形变化大，甚至呈梭形或不规则形。胞浆染色偏深，其内可见空泡或吞噬物。核浆比明显增大。肿瘤细胞可密集成团排列，形成胞浆较少的异型细胞团，其中细胞多少不等，也可形成乳头样结构，重叠排列的细胞团表面亦为不整形的肿瘤细胞，没有伞细胞排布。

◎胞核：核体积显著增大，核轮廓不规则，染色质粗糙，浓聚成团块样或粗颗粒样，在核固缩时核深染似墨汁样，部分细胞有红染的核仁。

◎背景：可见退变的肿瘤细胞及坏死的细胞碎片，并有较多炎症细胞或红细胞，使背景显得杂乱（图7-4-2）。

2. 原位癌（carcinoma in situ） 在高级别尿路上皮癌中，原位癌是一个特殊的表现，并因其提示预后不好而受到临床的重视。在WHO泌尿男性生殖系统组织学分类中定义为：非乳头状（平坦）的病变，被覆上皮内有呈恶性形态的细胞。这是尿路上皮癌发展中的一个特殊阶段。此阶段癌细胞既没有向腔面隆起，也没有向黏膜下的浸润。因此在影像学上难以发现，膀胱镜下部分病例可见病变处黏膜粗糙，可有充血、水肿或糜烂。此时尿细胞学检查可出现阳性结果而影像上不能定位。

（1）组织形态：在黏膜上皮全层或中下层出现明显异型的肿瘤细胞，极向消失，排列无序。其核的异型性十分显著，与高级别尿路上皮癌相似：胞核明显增大，外形不整，染色体浓聚，不均匀，可见明显的大核仁。浸润上皮全层的原位癌较易辨别，但一些特殊表现的原位癌在观察时

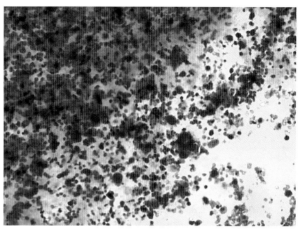

a

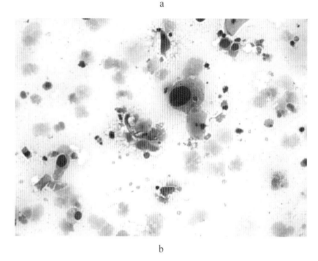

b

图7-4-2 a.可见癌细胞。杂乱的背景中有成团异型性明显的癌细胞，核外形不整，核浆比增大。b.肿瘤细胞胞体及胞核大小不等，核增大显著

需要充分注意。包括：①原位癌在上皮内呈散在细胞出现，称为Paget样扩散；②肿瘤部位表层上皮消失，至细胞层次明显减少，呈剥脱性膀胱炎样；③肿瘤上皮大部分脱落，残存少许不连续的肿瘤细胞甚至单个肿瘤细胞保留在黏膜面上，称为黏附性原位癌。

（2）细胞学形态：在涂片中可见到散在异型性明显的肿瘤细胞，胞浆及胞核的特征与高级别尿路上皮癌相似，只是背景不像浸润性癌显著杂乱，坏死物和明显退变的细胞都少一些。

尿细胞学对原位癌的诊断有很大帮助。当尿细胞学反复出现阳性而影像学未见肿瘤时，要考虑到原位癌的可能，膀胱镜多点取活检可提高肿瘤的检出率。

3. 低级别尿路上皮癌（low grade urothelial carcinoma） 低级别尿路上皮癌为分化较好的肿瘤，组织学上大部分为非浸润性乳头状尿路上皮癌，在浸润性尿路上皮癌中所占比例较少。

（1）大体特征：低级别肿瘤以单发为主，呈外生性乳头状结构，乳头可较纤细、灰白色，切面肿瘤大部分呈外生性生长，突向腔内，可有蒂，部分肿瘤可浸润黏膜固有层或肌层。

（2）组织学特征：肿瘤由乳头状结构组成，中间为纤细的血管纤维轴心，可有多级分支，部分乳头之间有融合。乳头表面被覆的尿路上皮细胞层次增多，表层的伞细胞消失，细胞排列极向轻度紊乱；细胞体积增大，但大小尚均匀，细胞核不规则增大，外形以圆或椭圆为主，部分外形不整，但少有明显的异型核。与正常尿路上皮比较，核染色加深，可见小核仁。肿瘤细胞中可见散在核分裂象。肿瘤大部分呈外生性，可向黏膜固有层及肌层浸润（图7-4-3）。

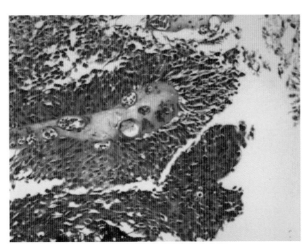

图7-4-3 低级别尿路上皮癌，肿瘤呈乳头状生长，细胞层次增多，有异型但较一致

与高级别肿瘤比较低级别尿路上皮癌呈明显的乳头状结构，细胞层次增多，少有脱落，细胞的形态及胞核的形态异型性程度均较低，从组织学上容易明确诊断。但在细胞学水平上，由于细胞的异型不显著，在单个细胞的形态上与尿路上皮的异型增生有相似之处，会给诊断带来困难。

（3）细胞学特征

◎排列：因肿瘤的乳头常较纤细，可断裂于尿液中，涂片可有小的乳头状排列的细胞团，为形态较一致的肿瘤细胞围绕细小的血管轴排列。脱落的肿瘤细胞可聚集或散在分布，并见单个的异型细胞。

◎胞体：细胞均匀增大，大部分细胞体积较一致，胞浆红染，核浆比呈轻度、中度增大。

◎胞核：常处于偏位，核染色质略增粗，核仁不明显，核分裂象较少见。

◎背景：涂片背景较干净，炎症细胞较少，细胞崩解的碎片也较少。

低级别尿路上皮癌从细胞学上诊断要慎重，需要与各种原因造成的尿路上皮增生相鉴别。一般情况下，各种增生病变的胞核变形较轻，染色质分布均匀，更常见到胞核的固缩和凋亡（图7-4-4）。

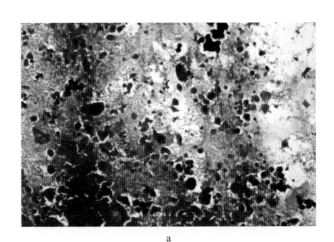

a

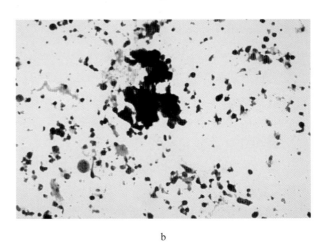

b

图7-4-4 a.血性背景中有成团及散在的癌细胞，核深染但多数略小，图中的大核呈空泡变性；b.肿瘤细胞似形成乳头样结构，胞核增大深染，但大小较一致。手术病理证实为低级别尿路上皮癌

4. 鳞状上皮癌（squamous carcinoma） 在泌尿系统，鳞癌的发生率较低，在膀胱癌中，鳞癌仅占男性膀胱肿瘤的1.3%，女性膀胱肿瘤的3.4%。发生于尿路的鳞癌，可以表现为单纯性鳞癌或在尿路上皮癌中伴有鳞化。

（1）组织学特点：鳞癌按分化的不同可呈乳头状或实性巢状，主要特点是出现角化，存在细胞间桥。高分化鳞癌的细胞巢界限清楚，细胞呈大的多边形，异型性低，伴有明显的角化；中分化鳞癌角化不明显，可有少量角珠，能见到细胞间桥，细胞异型性较明显，胞核显著不规则；低分化鳞癌细胞多呈短梭形，核异型明显，核分裂象易见，癌巢大小不等，伴纤维性的癌性间质，角化和细胞间桥均不明显。与尿路上皮癌相比，鳞癌的侵袭性更强，常浸润至尿路管壁的肌层。由于低分化鳞癌的组织学特征表现不甚清楚，必要时须做免疫组化进行确认。CK5/6、p16在鳞癌细胞内高表达，借此可与尿路上皮癌鉴别（图7-4-5）。

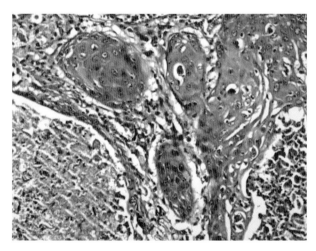

图7-4-5　鳞状细胞癌。呈实性巢状排列的肿瘤细胞在间质内浸润性生长，细胞巢中间有不全角化

（2）细胞学特点

◎鳞癌细胞的外形变化显著，大小不一，胞体一般较大，多为多边形，可呈梭形、蝌蚪形改变，胞浆红染，胞质内有空泡，完全角化的细胞外形仍保存，胞核消失。

◎胞核明显深染，染色质增粗，不均匀，在核的淡染区内可有单个或多个核仁，并可出现外形不整的大核仁，部分细胞核高度浓染，核内结构不清，未见核仁。

◎高分化鳞癌的细胞常散在分布，成团时中间有角珠，中、低分化鳞癌细胞可成团排列；一些肿瘤细胞退变而至胞浆碎裂，只剩裸核存在。

◎背景中可见蛋白性无定型物。组织坏死碎片等癌性背景，可见较多炎性细胞。

5. 腺癌（adenocarcinoma） 发生于尿路的腺癌特点包括以下两点。

①少见。如发生在膀胱的腺癌，包括原发腺癌及脐尿管癌，其发病率不到膀胱恶性肿瘤的2%；②多种组织形态。腺癌可有多种组织学类型，可呈单一类型或混合类型。常见者有非特殊性型、肠型、黏液型、印戒细胞型、透明细胞型和肝样型。

（1）组织形态：大部分腺癌表现为不同分化的腺管样组织，密集排列，浸润性生长。腺上皮细胞呈矮柱状-高柱状，胞核分布于细胞的中到下侧，核大而密集者可排列到细胞的上部。核异型明显，核分裂象多见。分化差的腺癌细胞呈单排或双排的条索状排列，不形成明确的管腔。不同类型的癌各有其特殊的组织学特点：黏液腺癌可见到腺体周围大片的黏液湖；印戒细胞癌可见细胞内黏液存在，推挤胞核形成印戒细胞；肠型腺癌的形态与发生于肠道的肿瘤相似等。多数肿瘤表现一种组织类型，也可为两种或更多种组织类型混合存在。

（2）细胞学形态

◎脱落下来的腺癌细胞，由于拥挤的程度减轻，一些细胞柱状的形态可变为椭圆形。

◎常见细胞黏附成团状结构。细胞团的胞浆、胞核重叠，染色明显加深，更显得细胞的核浆比增大。

◎散在分布的腺癌细胞可为柱状或圆形，胞浆红染或透明，胞浆含有黏液使得细胞呈空泡状。

◎核偏位，呈圆形或半月形，核膜略不整，染色质浓聚，多数可见大的核仁。低分化的黏液腺癌出现特征性的印戒细胞。

6. 小细胞癌（small cell carcinoma） 为具有

神经内分泌分化的高度恶性肿瘤，来源于尿路上皮中散在分布的神经内分泌细胞。肿瘤罕见，发生于膀胱者约占膀胱癌的1.0%以下。该肿瘤侵袭性强、进展快、预后差。且部分小细胞癌可同时伴有尿路上皮癌、鳞癌等成分，在诊断时需要引起注意，避免漏诊。

（1）大体形态：泌尿系的小细胞癌主要发生于膀胱，形成广基的结节状肿块，切面可见向膀胱壁内局限或广泛浸润，从大体观察难以明确肿瘤的组织学类型。

（2）组织学特点

◎肿瘤由分化较原始的小圆形、短梭形细胞构成。呈弥漫大巢、片状排列，浸润性生长，可广泛浸润肌层，常伴坏死。

◎细胞体积小而均匀，胞浆少，核大部分呈圆形、深染、结构不清、不易见到核仁、易见核分裂象。

◎免疫组化CGA、突触素（SYN）、CD56等

神经内分泌的抗体阳性，角蛋白阳性。

（3）细胞学特点

◎细胞大小差别不大，约为红细胞的2~4倍，胞浆极少，仅见围绕核周少量胞浆，外形呈圆形或椭圆形。

◎细胞可成团状，但排列不甚紧密，很少重叠，散在的肿瘤细胞似裸核状。

◎核浆比大，核多为圆形，核膜不规则，核明显浓染，染色质均匀分布或有散在粗染色质颗粒，无明显核仁。

◎背景因肿瘤常有坏死，可见不定型红染基质及炎性细胞。

细胞学诊断提示小细胞癌后，活检或手术标本要做免疫组化神经内分泌的标记物，以进一步明确诊断。

另外，小细胞癌在泌尿系统少见，要结合病史及影像检查除外其他部位如肺的小细胞癌转移到泌尿系统。

第五节 尿细胞学检查的局限性

尿细胞学检查的局限性包括以下几点。

1.尿液的pH值和所含组分不同于组织，使细胞所在环境发生变化，会导致细胞退变，影响观察和判断。因此，要尽可能减少尿液的放置时间，对新鲜标本要及时处理；血尿及脓尿时会遮盖或稀释有效成分，此时应建议在止血或消炎后再送检。

2.尿路上皮从增生到癌形成一个系列的病变，包括上皮的增生、异型增生、乳头状瘤、低恶倾向乳头状瘤、低级别和高级别尿路上皮癌。从细胞学角度观察，有些病变形态差异较小，难以明确。如在高级别尿路上皮癌时细胞学的阳性率较高，而低级别肿瘤时阳性率会较低，皆因低级别的肿瘤细胞异型性较低，与异型增生不易鉴别之故。因此，对尿细胞的观察要与临床密切结合，了解病史、影像诊断和临床诊断，与临床医师的沟通是很重要的环节。

3.尿路的其他病变如慢性泌尿系感染或尿路结石等及膀胱的药物灌注时，可刺激上皮细胞发生增生、变形，若诊断过重会导致出现假阳性。

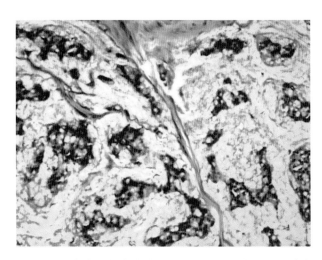

图7-5-1 腺癌。大片的黏液湖中可见分散的小巢状黏液细胞团，部分细胞核偏位，胞浆内有黏液，形成印戒细胞

4.与其他部位的脱落细胞检查一样，缺乏组织结构、浸润情况的提示参考，脱落细胞与组织中的细胞排列紧密度不同而产生的变形，采样及制片过程中人为因素对细胞的影响，都会对诊断产生影响。

5.尿路上皮被覆的部位较长，出现阳性结果时对肿瘤不易定位。对尿细胞学发现问题的患者，应做进一步检查，特别是进行组织活检，以明确诊断。

（何群　邹万忠）

参考文献

[1] Grignon DJ，ReuterVE，Shen SS，et al.Tumours of the urinary tract[M]//Holger Moch，Peter A，Humphrey et al. Who classification of tumours of the urinary system and male genital organs. Lyon: International Agency for Research on Cancer（IARC），2016：77-134

[2] Guo CC，Gomez E，Tamboli P，et al. Squamous cell carcinoma of the urinary bladder: a clinicopathologic and immunohistochemical study of 16 cases[J]. Hum Pathol，2009，40（10）：1448-1452

[3] Zhong M，Gersbach E，Rohan SM，et al. Primary adenocarcinoma of the urinary bladder: differential diagnosis and clinical relevance[J]. Arch Pathol Lab Med，2013，137（3）：371-381

[4] Abrahams NA，Moran C，Reyes AO，et al. Small cell carcinoma of the bladder: a contemporary clinicopathological study of 51 cases[J]. Histopathology，2005，46（1）：57-63

[5] Christine M，Guido M，Silk V，et al. Fluorescence in situ hybridization in ghe diagnosis of upper urinary tract tumours[J]. Euro Urol，2010，58:288-292

附录

北京大学第一医院常用检验项目及正常值

检验项目	英文缩写	正常参考值	单位
尿常规（全自动尿液有形成分分析仪）			
颜色	COLOR		
透明度	TMD		
蛋白质	PRO	阴性	
隐血或红细胞	BLD	阴性	
白细胞	LEU	阴性	
亚硝酸盐	NIT	阴性	
比重	SG	1.003 ~ 1.035	
酸碱度	pH	4.5 ~ 8.0	
尿糖	GLU	阴性	
酮体	KET	阴性	
胆红素	BIL	阴性	
尿胆原	URO	阴性或弱阳性	
红细胞计数	RBC	0 ~ 10	/μl
红细胞	RBC	0 ~ 5.76	/HP
白细胞计数	WBC	0 ~ 10	/μl
白细胞	WBC	0 ~ 3.78	/HP
上皮细胞计数	EC	0 ~ 6	/μl
上皮细胞	EC	0 ~ 1.08	/HP
管型计数	CAST	0 ~ 2	/μl
管型	CAST	0 ~ 5.78	/LP
结晶	CRYSL		
定量尿沉渣手工镜检			

检验项目	英文缩写	正常参考值	单位
红细胞	RBC	0 ~ 3	/HP
白细胞	WBC	0 ~ 5	/HP
渗透压			
血渗透压		275 ~ 305	mOsm/kg
尿渗透压		600 ~ 1 000	mOsm/kg
24小时尿电解质定量			
24小时尿钠定量	UNa	130 ~ 260	mmol/24h
24小时尿钾定量	U-K	25 ~ 125	mmol/24h
24小时尿氯定量	UCl	110 ~ 250	mmol/24h
24小时尿钙定量	UCa	2.5 ~ 7.5	mmol/24h
24小时尿磷定量	U-P	9.7 ~ 42	mmol/24h
24小时尿镁定量	UMg	0.98 ~ 10.49	mmol/24h
肾早期损伤指标			
尿微量白蛋白	MA	0 ~ 19	mg/L
尿转铁蛋白	TRU	0 ~ 2	mg/L
NAG酶	NAG	0 ~ 21	U/L
尿 $\alpha 1$-微球蛋白	AIM	0.00 ~ 12.00	mg / L
尿免疫球蛋白	IGU	<8.00	mg/ L
MA：UCREA比值	ACR A/CR	<30	mg/g
24小时尿蛋白定量		<0.15	g/24h
尿酸化功能检查			
重碳酸盐	HCO_3	≤26.8	mmol/ L
可滴定酸	TA	≥24.3 ≤10.4为异常	mmol/ L
铵离子	NH_4	≥56.3 ≤25.1为异常	mmol/ L
血生化检查			
白蛋白	ALB	40 ~ 55	g/l
肌酐	CREA	44 ~ 133	μmol/L
估算肾小球滤过率	eGFR		ml/（min · 1.73）

检验项目	英文缩写	正常参考值	单位
尿酸	UA	150 ~ 420	μ mol/L
尿素	UREA	1.8 ~ 7.1	mmol/ L
钙	Ca	2.11 ~ 2.52	mmol/ L
磷	P	0.85 ~ 1.51	mmol/ L
镁	Mg	0.75 ~ 1.02	mmol/ L
钾	K	3.5 ~ 5.3	mmol/ L
钠	NA	137 ~ 147	mmol/ L
氯	Cl	99 ~ 110	mmol/ L
二氧化碳	CO_2	22 ~ 30	mmol/ L

免疫功能检验

项目	英文缩写	正常参考值	单位
尿轻链定量			
尿轻链kappa	kap	<1.85	mg/dl
尿轻链lam	lam	<5.1	mg/dl
尿游离轻链定量			
游离轻链 κ	FKAP	3.3 ~ 19.40	mg/L
游离轻链 λ	FLAM	5.71 ~ 26.3	mg/L
κ / λ	κ / λ	0.26 ~ 1.65	
补体成分			
补体C3	C3	0.6 ~ 1.5	g/L
补体C4	C4	0.12 ~ 0.36	g/L
补体C1q	C1q	159 ~ 233	
补体FH因子抗体（ELISA）	FH Ab	阴性	
补体FH因子滴度（ELISA）	FH level	247.0 ~ 1 010.8	μ g/ml
免疫球蛋白			
类风湿因子	RF	<30	IU/ml
免疫球蛋白G	IgG	7.23 ~ 16.85	g/L
免疫球蛋白A	IgA	0.69 ~ 3.82	g/L
免疫球蛋白M	IgM	0.63 ~ 2.77	g/L

项目	英文缩写	正常参考值	单位
免疫球蛋白IgG1	IgG1	4.9 ~ 11.4	g/L
免疫球蛋白IgG2	IgG2	1.69 ~ 7.86	g/L
免疫球蛋白IgG3	IgG3	0.11 ~ 0.85	g/L
免疫球蛋白IgG4	IgG4	0.0 ~ 2.01	g/L
免疫球蛋白轻链kap	KAP	598 ~ 1 329	mg/dl
免疫球蛋白轻链lam	LAM	280 ~ 665	mg/dl
VWF-cp（ADMAMTS13活性）		40 ~ 99	%
冷球蛋白定性试验		阴性	
淋巴细胞亚群			
总T淋巴细胞绝对值		723.0 ~ 2 737.0	个/微升
T辅助/调节淋巴细胞百		34.0 ~ 70.0	%
T辅助/调节淋巴细胞绝		404.0 ~ 1 612.0	个/微升
T抑制/细胞毒淋巴细胞		14.0 ~ 41.0	%
T抑制/细胞毒淋巴细胞		220.0 ~ 1 129.0	个/微升
CD4/CD8比值		0.70 ~ 3.10	
总B淋巴细胞绝对值		80.0 ~ 616.0	个/微升
总NK淋巴细胞绝对值		84.0 ~ 724.0	个/微升
血清蛋白电泳			
白蛋白	ALBUMIN	60.3 ~ 71.4	%
α1球蛋白	ALPHA 1	1.4 ~ 2.9	%
α2球蛋白	ALPHA 2	7.2 ~ 11.3	%
β球蛋白	BETA	8.1 ~ 12.7	%
γ球蛋白	GAMA	8.7 ~ 16	%
自身免疫性抗体			
抗核抗体（ANA）		阴性（1：<100）	
抗dsDNA抗体（IIF）		阴性（1：<10）	
抗dsDNA抗体（ELISA）		<100.0	
抗ENA抗体7项			
抗nRNP抗体		阴性<25	
抗Sm抗体		阴性<25	
抗SS-A抗体		阴性<25	

项目	英文缩写	正常参考值	单位
抗SS-B抗体		阴性<25	
抗Scl-70抗体		阴性<25	
抗Jo-1抗体		阴性<25	
抗rRNP抗体		阴性<25	
抗中性粒细胞胞浆抗体（IIF）	ANCA	阴性	
抗蛋白酶3抗体（ELISA）	PR3	<20	RU/ml
抗髓过氧化物酶抗体（ELISA）	MPO	<20	RU/ml
抗肾小球基底膜抗体	GBM	<20	RU/ml
抗磷脂酶A2受体抗体	PLA2R	<20	RU/ml
抗溶血性链球菌素O	ASO	<200	IU/ml
C反应蛋白	CRP	<8	mg/L
血沉	ESR	0~20	mmh

内分泌功能检验

项目	英文缩写	正常参考值	单位
全段甲状旁腺素	iPTH	15~65	pg/ml
25-OH-维生素D	（25-OH-VITD）	足够:75~250。不足：25~74。 缺乏:<25 潜在毒性：>250	nmol/L